Mariarita Sciortino

IO (MI) CURO

Una storia di tumori, timori e trasformazioni

Prefazione di Luisa Merati

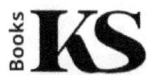

Io (mi) curo - Una storia di tumori, timori e trasformazioni
di Mariarita Sciortino

© 2025 Mariarita Sciortino per il testo
© 2025 Koala Strategy Ltd. per questa edizione

Tutti i diritti riservati

KS Books
Koala Strategy Ltd.
199 Hackney Road
London, E2 8JL, United Kingdom
www.koalastrategy.com
info@koalastrategy.com

ISBN 978-1-915373-97-7

Prima edizione, dicembre 2024 – Edizioni PièVeloce
Seconda edizione, luglio 2025 – Koala Strategy Ltd.

Nessuna parte di questa pubblicazione può essere riprodotta, archiviata in un sistema di recupero o trasmessa in qualsiasi forma o con qualsiasi mezzo, elettronico, meccanico, per fotocopia, registrazione o altro, senza il previo consenso scritto dell'editore. Ogni violazione sarà perseguita a termini di legge.

Progetto artistico: Lara Merli
Immagine: Yuri Mimmi su licenza di iStock

INDICE

PREFAZIONE di Luisa Merati I

CAPITOLO 1
IO NON SONO UN NUMERO 1
Un mondo di numeri doppi: la nascita 2
Apoteosi del 2: le gemelle 3
Papà Carlo e l'asilo 5
La dura vita di mamma 7
Michele amico e caposcout 11
Una casetta in Canadà 12
Il bell'Antonio 13
"Il cielo stellato sopra di me, la legge morale in me" 16
Un lavoretto a Londra: assistente di un'attrice 17
10 anni, 10 case 19
"Cu nesci, arrinesci" 22
Un nuovo fidanzato 23
Il mondo di Andrea 27
Ritorno a Torino: la Fiat 29

Un dolore lancinante 30
La tattica *fight or flight* 34
Una fertilità giocata ai dadi 35
BOT: un Tumore Ovarico Borderline 37

CAPITOLO 2
IO NON SONO (SOLO) IL MIO CORPO 39

Io sono il mio corpo 40
Ritorno agli affetti 41
La visualizzazione creativa 43
Natale in famiglia 45
Una nuova casa, un nuovo lavoro, una nuova vita 48
La nascita di Vittoria 49
Il nuovo lavoro: una scelta sbagliata 51
Sono disoccupata 55
UnBreakFast: un *network* per i non-occupati 56
Un'estate siciliana 59
In vacanza con i miei 60
Curriculum Vitae 62
I metodi del *coaching* 64
Il tumore di papà 69
In Pirelli con un nuovo capo: Ernesto 74
Il ritorno dell'incubo 77

Mariarita in parrucca 82

L'estetica 87

A scuola di Yoga... 89

CAPITOLO 3
IO NON SONO (SOLO) IL MIO SPIRITO   93

Mens sana in corpore sano... 93

Io e la mia chemioterapia 95

La malattia è come un fiume 97

Lascia che il cibo sia la tua medicina 100

Il *Diario della Salute*, i cereali, i legumi 102

Alla ricerca di un equilibrio sonno-veglia 107

La Naturopatia 109

Cucinare vegano (anche) per un marito onnivoro ... 112

Possiamo / Potremo fare un figlio? 114

La crioconservazione: un'ipotesi di famiglia 118

La casa di Rapallo 120

CAPITOLO 4
IO NON SONO (SOLO) LA MIA MENTE   123

La fatica della *fatigue* 125

Il miglior farmaco: Rosamaria e Vittoria 127

Arriva il maschietto... 129

Una macchia scura 130

Una nuova avventura: Francesco 132

L'anello di fidanzamento 136

Grazie di tutto, Mariuccia 137

Preparativi per un matrimonio: Alessandra e l'abito 138

"Mi fanno male i capelli" 141

Nuove preoccupazioni all'orizzonte: Mariuccia in casa di riposo 143

Primavera nell'aria: un nuovo arrivo in famiglia 146

"Amore, vieni a prendermi. È tornato." 148

Il verdetto dell'oncologa 150

Un'altra operazione – e Alessandra 153

CAPITOLO 5
IO NON SO (PIÙ) CHI SONO   159

Padre Luciano 161

La vigilia: ma io chi sono? 163

La notte prima delle nozze 164

Noi non siamo soli 165

Arriva la sposa? 166

"Andiamo a sposarci, Bambi!" 168

"Sunny, you smiled at me and really eased the pain" 170

Il voto alla Madonna di Montallegro 170

Come una farfalla 172

L'elaborazione del lutto 174

E la chiamano estate 174

L'ansia, il pensiero della morte, l'apatia 177

Senza figli, senza alternative? 178

Io non so più chi sono 181

La via della medicina psicosomatica 182

Il colore dei miei pensieri 184

Lo schema delle mie affermazioni 185

Il metodo Simonton 187

Le cose che mi fanno stare bene 189

CAPITOLO 6
IO SONO   193

Come sono diventata una bomba a orologeria 193

Andrea e l'incontro con la psicoterapeuta 195

L'ACTO - Alleanza Contro il Tumore Ovarico 198

Una nuova normalità 201

Una nuova vita lavorativa 204

Una svolta: il *Training* al Benessere Olistico 206

Il potere di cambiare 212

Le recenti scoperte delle neuroscienze 213

L'epigenetica e la Nuova Biologia 216

"Le credenze controllano la biologia"? 217

Non sono vittima della mia malattia ma sono creatrice della mia salute e del mio benessere 220

La scuola CoMeTe 223

Sono passati sette anni 227

NOTE BIBLIOGRAFICHE: UNA GUIDA TEORICO-PRATICA AL MIO PERCORSO   229

RINGRAZIAMENTI   237

PREFAZIONE

di Luisa Merati[*]

Ho incontrato Mariarita nel settembre del 2015.
Mi ha contattato in quanto medico psicoterapeuta psiconcologa con il metodo Simonton, e mi ha chiesto aiuto dopo la recidiva della sua malattia.
Ho incontrato una persona dalla quale si sprigionano una grande forza interiore, una determinazione, un coraggio e una vitalità non comuni, unite a una intelligenza e curiosità che sono state tra i fattori determinanti per il nostro percorso insieme.
Ritengo opportuno a questo punto fare un cenno al mio percorso professionale, per spiegare come sono arrivata alla psiconcologia e alla terapia con il metodo Simonton. Come medico di base e come medico ospedaliero, mi sono resa conto della complessa interazione mente-corpo-psiche-ambiente. È questo il contesto in cui si sviluppa una malattia, qualunque essa sia. E si tratta di

---

[*] Medico internista, Specialista in Psicologia clinica; Psicoterapeuta - Psychosomatic Specialist (ICPM).

un contesto in cui lo *stress* quotidiano, percepito in misura maggiore o minore, causa un ridotto funzionamento del sistema immunitario, che ha come conseguenza una maggior vulnerabilità alle malattie.

Ho conosciuto il dottor Oscar Carl Simonton nel 2006, quando l'ho invitato a un seminario sul metodo psico-oncologico da lui fondato tenutosi presso l'Ospedale San Carlo Borromeo di Milano, dove lavoravo come internista ed ero responsabile del Centro di Medicina Psicosomatica che avevo fondato nel 1987.

In questo Centro ambulatoriale annesso al reparto di medicina interna lavoravamo sulle malattie organiche con terapie complementari rispetto alle terapie tradizionali – vale a dire ipnosi, omeopatia, reiki, psicoterapia ecc.

Era un'avventura pionieristica. Di solito per malattia psicosomatica si intendeva una malattia che si inserisce nella psiche e poi si manifesta come somatizzazione, cioè come un disturbo fisico, senza che vi sia un danno organico evidenziabile.

La nostra *équipe* invece trattava anche le malattie organiche, proprio perché mente, corpo e psiche sono un tutt'uno, che a sua volta viene influenzato dall'ambiente. Per noi si trattava quindi di considerare tutta la medicina in un'ottica olistica.

E proprio per questo inserire la psicosomatica in un reparto di medicina interna (e non in un reparto di psichiatria come succedeva solitamente), era considerato rivoluzionario.

Nel 2006, in occasione appunto di questo seminario ho conosciuto di persona il dottor Simonton, oncologo, radioterapista e soprattutto, come dicevo sopra, pioniere della psiconcologia. È stato un grande onore poterlo avere come nostro ospite al Seminario, visti i pregiudizi che al tempo ancora circondavano questa branca della medicina, e poterlo incontrare di persona.

Carl Simonton già negli anni Settanta, con il suo *team*, aveva scoperto la connessione tra fattori psicoemotivi e salute. Da allora ha messo a punto il suo metodo e lo ha proposto a centinaia di migliaia di pazienti e ai loro familiari fino alla sua morte, nel 2009. Il suo primo libro, *Ritorno alla salute*, è stato tradotto in 125 lingue nel mondo, e il suo metodo si è diffuso ovunque nel tempo. L'efficacia del metodo Simonton si basa da un lato sulla diminuzione dello *stress*, al fine di rafforzare il nostro sistema immunitario, e dall'altro nel potenziare le nostre risorse naturali di autoguarigione.

Le sue osservazioni sono oggi confermate dagli studi di psico-neuro-endocrino-immunologia (PNEI) e di epigenetica.

La PNEI consiste in un nuovo modello di cura della persona che parte dall'interazione reciproca tra il comportamento, l'attività mentale, il sistema nervoso, il sistema endocrino e la risposta immunitaria degli esseri umani. I fattori che possono causare le malattie non sono più solo quelli fisici, naturali, come ad esempio la contaminazione batterica: oggi vengono presi in esame anche i fattori psico-sociali, su cui è possibile intervenire anche in fase di prevenzione.

L'epigenetica invece studia come l'età e l'esposizione a fattori ambientali (tra i quali possiamo annoverare agenti fisici e chimici, dieta, attività fisica) possano modificare l'espressione dei geni, pur senza modificare la sequenza del DNA.

I meccanismi epigenetici che possono modificare l'espressione dei geni sono diversi, e in molti casi possono essere reversibili. Le caratteristiche epigenetiche si modificano nel corso della vita dell'individuo, e possono essere trasmesse sia da una cellula che si duplica alle cellule figlie, sia dai genitori alla prole. Lo studio dell'epigenetica può quindi prevenire il rischio di sviluppare molte malattie, incluso il cancro.

L'insieme dei fattori che possono modificare in modo epigenetico l'espressione dei geni (epigenoma) è oggi al centro di molte ricerche anche in oncologia.

Tutta questa premessa mi sembra utile per spiegare l'obiettivo del percorso che abbiamo fatto con Mariarita: riattivare le sue risorse interiori attraverso uno stile di vita che potesse favorire l'espressione di sé, la consapevolezza della sua vera natura. Che la portasse a vivere una vita appagante e indirizzata alla gioia.

Mariarita in questo libro ci racconta con sincerità e coraggio la sua vita, i suoi pensieri, in tutte le sue sfumature, prima durante e dopo la malattia. Contemporaneamente, ci illustra il suo percorso di autoguarigione, che ha perseguito informandosi e sperimentando con intelligenza tutto ciò che le sembrava potesse utilmente contribuire al raggiungimento di un suo nuovo benessere.

Quindi questo non è solo il racconto autobiografico di un'esperienza personale, ma è anche la raccolta delle idee e delle soluzioni di autoguarigione che Mariarita ha messo a punto sperimentandole su sé stessa.

Al tempo stesso, lo scrivere di sé di Mariarita vuole essere anche un modo per spingere gli altri a guardare dentro di sé, e al tempo stesso a guardarsi attorno, a stabilire connessioni con gli altri, a creare un ambiente positivo in cui ricercare, con gli altri, il benessere proprio e del mondo.

La psicoterapia, la meditazione, il luogo di cura ricostituiscono l'ambiente che influenza gli stili di vita e l'espressione genica, con conseguenze importanti sull'organismo e lo stato di salute.

È quello che Mariarita ci mostra in questo libro, nel quale mentre ci racconta la sua storia ci illustra anche la via che lei stessa ha tracciato e seguito per ritrovare sé stessa e la sua natura, e per esprimerle ristabilendo quella connessione armonica fra mente e corpo che è alla base della salute.

Il motto latino *"Mens sana in corpore sano"* corrisponde in senso epigenetico a un'interazione fra ambiente ed espressività genica che va a favore dell'individuo, e che si ripercuote sul mondo circostante, a partire dalla famiglia, la comunità, e così via.

CAPITOLO 1

IO NON SONO UN NUMERO

Ho sempre avuto l'idea di non essere brava con i numeri. Credo di non averli mai capiti fino in fondo, hanno sempre rappresentato per me una specie di universo oscuro.
Eppure, mi sono stati presentati come un gioco fin da quando ero piccolina. Mio zio Cosimo, il marito della zia Rosa, sorella di mia madre, è sempre stato un asso in matematica, e intratteneva noi bambini tutti i giorni, stimolandoci a ragionare con giochi, quiz, rebus, rompicapo, barzellette, piccoli problemi fra la logica e la matematica.
La mia gemella Rosamaria, invece, ha sempre avuto una velocità di risposta invidiabile, e alla lunga questo mi ha portata a scegliere la strada della non competizione.
Credo che la convinzione di essere in qualche modo refrattaria alla matematica mi abbia in parte limitata, facendomi preferire un approccio "umanistico" alla

vita, anche nella scelta universitaria.
Un nuovo interesse per i numeri è apparso molto di recente, e solo dopo una conversazione sulla "numerologia", scienza a me totalmente sconosciuta, avuta con un'amica.
Non che ne abbia approfondito le teorie: mi intrigava l'idea che dietro i numeri ci possano essere dei simboli, ovvero che i numeri legati alla nostra vita possano portare con sé dei significati particolari.
E come spesso succede, alcuni pensieri hanno cominciato a girarmi in testa e a prendere forma. Mi sono messa così a riflettere su alcune coincidenze, e sul mio rapporto con i "doppi".

Un mondo di numeri doppi: la nascita

Partiamo proprio dalla mia data di nascita: il 22 settembre del 1977. Sono venuta alla luce alle ore 2.00 del mattino. Due 2, anzi 3. Due 7. Se vogliamo anche due 9. Sembra fosse un giovedì. A Palermo.
Già dal primo vagito ho iniziato a turbare le notti dei miei genitori, che ancora oggi lamentano quanto fossi problematica nel prender sonno. Il che risultava particolarmente seccante per il mio papà fornaio, che si alzava nel cuore della notte per recarsi al panificio.
Quella notte del 22 settembre erano tutti in trepida attesa che venisse alla luce un bel maschio "grosso", data la dimensione della pancia della mia mamma. Il che in Sicilia, per una coppia di sposi, era come fare un terno al lotto: una vera fortuna avere un *"masculiddu"* – un maschietto – che portasse avanti il cognome di famiglia!
La felicità durò pochi istanti. Al primo vagito, e all'annuncio dell'ostetrica che si trattava di una bam-

bina, mia mamma doveva aver pensato ai mesi e mesi passati, con l'aiuto della nonna, a cucire e sferruzzare corredini azzurri.

Nel bel mezzo di questi ragionamenti, e ancora affaticata dallo sforzo del parto, mia madre sentì l'ostetrica urlare di ricominciare a spingere, perché c'era ancora del volume, e dalla profondità dell'utero riecheggiava un altro battito cardiaco.

Ore 2.10 dello stesso giovedì: tutti rimasero sbalorditi alla vista di un'altra neonata. Erano arrivate due bellissime bambine (altro che *"masculazzu"*, termine che invece si riferisce alle dimensioni del grosso bimbo che si aspettavano venisse alla luce) che avrebbero cambiato per sempre la vita dei loro genitori.

Attoniti e felici, non si erano comunque resi conto di averci segnate per sempre con la scelta dei nomi. Mariarita e Rosamaria. In effetti l'assonanza dei nostri nomi di battesimo creava un po' di confusione quando ci presentavano in coppia, ma a mia madre faceva molto divertire l'inversione delle nostre iniziali: MR ed RM.

Apoteosi del 2: le gemelle

Il mondo dei gemelli è un universo parallelo. Anche se non so bene cosa ci sia di diverso, visto che non ho vissuto una vita da non gemella.

Per fortuna, mia madre abbandonò ben presto le velleità di presentarci in società come la copia di noi stesse: niente completini uguali o in colori complementari. In compenso, stessa classe all'asilo, ma per fortuna separate alle elementari; niente amicizie o strumenti musicali identici. Per esempio, all'età di sei anni cominciammo il nostro primo solfeggio, per strimpellare il clarinetto io e il sax Rosamaria. Avremmo avuto una carriera musicale interessante se solo avessimo superato la insostenibile noia iniziale della lettura degli spartiti, di crome, biscrome e pause del solfeggio ritmico. Magari un insegnante più coinvolgente avrebbe aiutato – o più semplicemente non eravamo davvero portate.

Di sicuro Rosamaria e io abbiamo mostrato fin da subito di possedere inclinazioni e attitudini ben differenziate, come se ognuna di noi volesse affermare sé stessa, al di là delle apparenze.

Non ho ricordi nitidi della mia prima infanzia. A dire il vero non ho nessun ricordo di me bambina e me ne sono sempre fatta un cruccio. Le poche immagini che a volte affiorano alla mente come dei *flash* improvvisi mi consentono tuttavia di tracciare una storia – la mia storia.

Le poche fotografie dell'epoca mostrano due bambine serene e sorridenti. Un po' più scura e paffutella io, smilza, bionda e con un visino angelico Rosamaria. Racconta mamma che io mostrassi una forte propensione a prendermi cura della mia sorellina, anche se a ben vedere era lei la maggiore. Se si fosse fatta male, sarei stata io a piangere e strillare, in angoscia per il dolore che lei avrebbe potuto provare nel disinfettare la ferita. Se le vicine di casa mi offrivano una caramella, con estrema faccia tosta ne chiedevo una anche per lei. Se, di fronte a una marachella, nostra mamma la sgridava, io correvo da Rosamaria, pregandola di chiedere scusa, così da fare pace e ritrovare tutte insieme il sorriso e la serenità.

Se oggi rifletto su queste caratteristiche della mia personalità, in cui mi riconosco tuttora, mi rendo conto di quanto, dietro un'apparenza di altruismo, si celi un senso della responsabilità a tratti gravoso, con il quale, a questo punto della mia vita, devo ancora fare i conti.

Nostra mamma ci scarrozzava in giro per Bagheria, dove abitavamo, felice e orgogliosa: eravamo il suo trofeo.

Mamma era rimasta incinta dopo circa due anni dal matrimonio: un'eternità, a detta sua, a quel tempo, in una cultura, quella, in cui, ai nove mesi dalla prima notte di nozze, non un giorno in più né un giorno in meno, si sarebbe dovuto cullare il primogenito.

In questa attesa, c'era persino chi consigliava mio padre di fare un figlio di pasta di pane, dal momento che sembrava non essere così abile nel farlo in carne e ossa.

Mamma era talmente stizzita dalle voci e dagli sguardi compassionevoli della comunità locale, famiglia e suocera comprese, preoccupati tutti della sua fertilità, che rispondeva convinta che avrebbe partorito due figli alla volta per recuperare.

Mai profezia fu più veritiera di questa. Infatti, dopo altri 2 anni (e 7 mesi, più o meno) dalla nostra nascita, arrivò una seconda coppia di gemelle. Giusi e Daniela sancirono il successo incondizionato di mamma Lia, garantendole l'ingresso a pieno titolo nella classifica delle super mamme gemellari (se mai ce ne fosse stata una).

Papà Carlo e l'asilo

L'arrivo delle piccole sancì anche l'ingresso, mio e di Rosamaria, all'asilo. Avevamo poco più di 2 anni e mezzo.

Nella società odierna questa età appare fin troppo tardiva per la prima scolarizzazione. Gli asili nido sono ormai pieni di infanti che vi giungono a volte ancor prima dello svezzamento, per consentire alla mamma di riprendere il lavoro.

Papà Carlo ci portava e ci riprendeva da scuola a bordo della sua Ape Piaggio (un Glovo *ante litteram* per il pane a domicilio), facendoci accomodare una alla sua destra e l'altra alla sua sinistra, badando a non colpirci con i gomiti mentre armeggiava con il manubrio. Erano momenti di puro divertimento per tutti e tre, tra i rari che la professione di mio papà consentiva.

Mio padre aveva un debole per le sue quattro bambine e ci dedicava attenzioni e carezze nel raro tempo libero. Quando tornava a casa, sempre di buonumore nonostante la fatica della giornata, non mancava di farci giocare e di regalarci leccornie di ogni tipo, a volte portate ancora fragranti dalla panetteria come le treccine di pan brioche cosparse di zucchero, o i biscottini al sesamo (i miei preferiti).

Ho ancora impressa nella memoria una vaschetta di gelato gialla a forma di barchetta, con una vela bianca. Forse l'ho solo immaginata, perché mentre scrivo queste pagine, ho cercato *online* le confezioni di gelato anni '80 e c'è di tutto, dalla pipa al Calippo multicolore ma la barchetta no. Chissà.

Il momento più atteso per me e le mie sorelle era la domenica pomeriggio, quando andavamo a fare la passeggiata di famiglia sul lungomare di Aspra, il paesino di pescatori a pochi chilometri da casa.

Nonostante l'espressione contrariata di mamma, papà si fermava sempre davanti al chioschetto e ci invitava a scegliere il gusto del gelato. Una calda domenica agostana mamma andò su tutte le furie perché ci impiastricciammo tutte di cioccolato, inesorabilmente colato sui nostri vestitini inamidati.

Fu una scena molto pittoresca: mamma tentava di ripulirci alla bell'e meglio in riva al mare sotto lo sguardo divertito di papà e di un vecchio Capitano, dalla barba bianca e con il cappello di ordinanza, che andava a salutare il tramonto tutte le sere.

La dura vita di mamma

Dai racconti della mamma sembra che siano stati anni molto duri per la sua tenuta psichica. Una delle sue lamentazioni preferite è che non sia riuscita a dormire la notte per circa sei anni. Durante il giorno dimenticava persino di mangiare. Se ne rammentava solo quando scorgeva sul frigorifero l'involucro con il pane fresco ancora intonso.

Sono abbastanza convinta che ci sia stata una sorta di dissociazione di mia mamma in quegli anni. Presa dalla *routine* non si sarà resa pienamente conto di cosa le fosse capitato e di come provvedere alla crescita di noi quattro. Ognuna di noi aveva le sue caratteristiche, e non era facile creare un ambiente in grado di favorire la maturazione di quattro personalità con identità forti e integrate.

Siamo state delle bambine impegnative. Gestire quattro figlie – nate in meno di 3 anni – non deve essere stata una passeggiata di salute. L'assenza perenne di papà, con un lavoro impegnativo come quello della panetteria, l'ingerenza delle rispettive famiglie, e la pressione per le finanze domestiche, devono aver contribuito non poco a generare in lei una certa frustrazione.

Ma questo l'ho capito, e forse in parte accettato, molti anni dopo, in analisi. Oggi, con il pensiero adulto, ho preso coscienza del fatto che mamma aveva fatto del suo meglio per educarci e renderci autonome nel mondo.

Mamma Lia è la secondogenita di tre figlie. Contrariamente alla zia Rosa e alla zia Paola, che hanno proseguito negli studi fino alla Laurea, all'età di undici anni decise di dedicarsi alla sartoria, prendendo lezioni da una "*mastra*", ovvero la maestra del paese che istruiva le giovani donne nell'attività del cucito. Mia madre era particolarmente talentuosa e ne fece un vero e proprio mestiere, che conduceva in casa insieme alla nonna, contribuendo così alle spese di famiglia.

Mamma e la nonna Pina, fianco a fianco per anni, costruirono un rapporto molto intimo e solido. Interrotta l'attività di cucito in seguito alla nostra nascita, il loro legame proseguì nella gestione e nella educazione di noi bambini, cugini compresi.

Il nonno Simone invece era un contadino e commerciante di limoni. Quando negli anni Settanta arrivò la crisi agricola in Sicilia, decise di emigrare in America, quel tanto che bastava per togliersi la curiosità, credo, di capire se valesse la pena trasferirsi lì con l'intera famiglia e trovare fortuna, come era capitato alla zia Pina, sua sorella e omonima della nonna, la quale a Brooklyn aveva aperto un bel ristorante italiano. Che senso avrebbe avuto se no rimanervi solo 6 mesi, e fare per ben due volte la traversata transoceanica di 20 giorni almeno?

Rientrato quindi a Bagheria, negli anni successivi si preoccupò di costruire una grande casa, per sé e le sue figlie, perché la famiglia vivesse tutta insieme. Purtroppo, il nonno Simone non poté goderne la realizzazione, perché venne a mancare a gennaio, qualche mese dopo che ci consegnarono la casa. Era il 1984, avevo da poco compiuto 6 anni, festeggiati in quella che considererò per sempre la mia vera casa.

Il sogno del nonno comunque non tardò a diventare realtà e, pochi anni dopo, quella villetta si popolò degli schiamazzi di noi cugini: 9 bambini che tenevano ben impegnate la mamma e la nonna, dall'alba al tramonto.

Non conosco la "Mariarita bambina". A volte mi guardo allo specchio, nel tentativo di afferrarla nel mio sguardo e rassicurarla, con tutto l'amore che merita e che non ha sentito corrisposto nel momento o nel modo che desiderava.

Se dovessi segnare la mia "nascita" conscia la farei risalire proprio al periodo del Liceo, rigorosamente Classico – il Liceo Francesco Scaduto di Bagheria – e dello scoutismo.

Fu in quegli anni che sviluppai la mia sensibilità e la mia attitudine allo studio e al ragionamento. E probabilmente è stato allora che ho iniziato a prendere coscienza di me, attraverso il pensiero di scrittori e filosofi che riuscivano a formulare nero su bianco alcuni concetti in cui mi riconoscevo.

Maturai un interesse così forte nei confronti della lettura che nei caldi e assolati pomeriggi estivi siciliani trovavo refrigerio nell'immergermi nelle storie di uomini e donne scritte dai grandi della letteratura, creandomi dai loro racconti una sorta di vita parallela.

Chiudendo gli occhi, mi vedo ancora distesa a pancia in giù sul letto di mia sorella (da quando era mancato il nonno, io mi ero trasferita a dormire con la nonna e quindi non avevo una cameretta tutta mia), presa dalla trama del mio romanzo. Distoglievo lo sguardo dalle pagine solo per proseguire la storia con la fantasia,

catturata dallo svolazzare delle leggerissime tende bianche, mosse a tratti da un alito di vento che spirava attraverso le fessure delle persiane. Le storie che leggevo mi trasportavano in luoghi misteriosi e non mi rendevo neanche conto delle ore che passavano. Rimasi letteralmente folgorata dal *Ritratto di Dorian Gray* e dalla finezza di Oscar Wilde nell'indagare l'animo umano e le sue tentazioni, le debolezze e le contraddizioni del rapporto fra il bene e il male. Allo stesso modo, è stato straziante leggere il dolore del suo cuore tradito nel *De Profundis*, come invece ho trovato esilarante la commedia *L'Importanza di chiamarsi Ernesto*, che vidi anche a teatro.
Quando mi innamoravo di un autore, volevo leggerne tutta la produzione, quasi per rivivere, attraverso le sue opere, il suo genio, ma anche le fatiche e i successi della sua esistenza. Fu così che passai in rassegna Herman Hesse, da *Siddharta*, perfetto per quell'età – credo avessi pressappoco sedici anni – della ricerca e della ribellione. Per proseguire poi con il tenebroso *Lupo della Steppa*, che lì per lì mi aveva molto angosciata e che a ben vedere dovrei rileggere proprio in questa fase della mia vita, in cui sto vivendo la tipica crisi di mezza età, quella in cui senti che puoi dare una svolta e cambiare perché quello che è andato bene fino solo allo scorso anno, adesso misteriosamente non fa più per te. E anzi, ne vuoi proprio prendere le distanze.
E poi ancora la poesia magica e romantica di Gabriel García Márquez nel suo *L'Amore ai Tempi del Colera*, così come in *Cent'anni di Solitudine* (sono letteralmente impazzita dietro la conta dei Buendía); le complesse esistenze di Milan Kundera nel suo *L'insostenibile leggerezza dell'essere* o nell'*Immortalità*, due libri che mi piacquero moltissimo e che mi vengono ancora in mente, sebbene ricordi a

mala pena le storie che vi sono narrate.
Condividevo questa passione per la lettura con la mia amica Piera. A Natale e per i nostri compleanni eravamo solite regalarci un libro, esprimendo nelle dediche del frontespizio gli auguri per la realizzazione dei nostri desideri, ispirati dalla trama del libro, o condividendo le emozioni che quella storia aveva suscitato in noi, così da farne un'esperienza comune.

Michele amico e caposcout

Colui che riusciva sempre a indovinare l'autore o il filosofo che di volta in volta occupava la mia mente è sempre stato Michele, mio capo *scout* e tuttora mio grande amico.
Michele riusciva sempre a identificare il testo, il saggio, la corrente di pensiero a cui facevo riferimento nei momenti di riflessione e di discussione nel nostro clan.
Un clan nello scoutismo è il gruppo in cui i giovani *scout* fra i 16 e i 21 anni si trovano per completare il proprio cammino evolutivo, per poi decidere se diventare capi. Michele, che era il capoclan, ne aveva 32, e ci guidava nel nostro percorso di crescita, con lo scopo di aiutarci nella costruzione del nostro spirito critico.
Lui ed io entravamo spesso in scambi dialettici: mi stimolava moltissimo poter dire la mia e sentirmi ascoltata e considerata. A volte, persa nel mio ragionamento, risultavo esasperante, lo ammetto, e allora Michele mi zittiva dicendomi "Ma dimmi un po' adesso stai studiando Hegel?" o ancora, più banalmente, "Ora basta, *Taddarita*, abbiamo capito che sei arrivata a Nietzsche!". Mi aveva battezzata così, Taddarita, dandomi il nome siciliano del pipistrello, mi auguro più per

l'allegria dell'onomatopea che per il fastidio.
Un pomeriggio, in Clan, i nostri capi hanno lanciato un tema piuttosto complesso, chiedendoci quale desiderio avremmo voluto realizzare se avessimo scoperto che il mondo sarebbe finito di lì a qualche giorno.
"Beh, prima di assistere alla fine del mondo, mi piacerebbe avere un figlio."
Risposi proprio così, di getto, senza pensarci.
Strano, prima di allora, cioè alla tenera età di 20 anni, l'idea della maternità non mi aveva mai sfiorata. Figurarsi, quella è l'età dell'onnipotenza, dell'attesa del futuro, delle menti vivaci e degli animi colmi di impazienza, tesi a realizzare il miglior sogno di sé. Non è proprio tempo di parlare di figli, di responsabilità.

Una casetta in Canadà

Nel 2000, avevo da poco compiuto 22 anni, decisi di compiere il mio primo vero viaggio all'estero.
In realtà si trattava di una specie di Erasmus *fai-da-te* a Vancouver, in Canada. Nonostante si trovasse, in linea d'aria, a più di 14 ore di volo e a un oceano di distanza da quel di Bagheria, la mia voglia di cavalcare il mondo (una sorta di incipit di un destino da *globe trotter*) fu così insistente che i miei genitori si arresero e mi consentirono di partire, a patto che andassi ospite da una cugina e che mi dedicassi alla scuola di *Business English full time* per i tre mesi successivi.
Lasciai così la Sicilia, da sola, per la prima volta. Piena di entusiasmo e con l'energia dell'incoscienza, tipica di chi si lancia nel mondo senza indugi.
Mi ritrovai disorientata dalla diversità di quel mondo, dal *melting pot* di lingue e culture, dall'enormità degli

spazi, degli oggetti, delle auto... persino dalla varietà infinita delle fette biscottate negli scaffali dei supermercati.

Cominciai le lezioni di inglese che a mala pena pronunciavo *"Mornin' everybody"*, e mi ritrovai a pranzo nella *canteen* del Canada Language Center a dissertare di politica con il mio incredulo insegnante.

Era tutto nuovo e *challenging*. Iniziai credo già la seconda sera a Vancouver con una veglia funebre – non proprio un bell'inizio, certo, ma da lì in poi fu solo puro divertimento.

Il concerto di Ricky Martin, il matrimonio di un'amica delle cugine con tanto di *bridal shower* in limousine; gli *house party* a base di alcol e maria.

Una sera ebbi la faccia tosta di affermare che il sacchetto che un amico mi stava mostrando contenesse della menta e delle spezie. Rise così tanto che accettai insolente di fumare lo spinello che mi passò con aria divertita. Al terzo tiro la mia mente raggiunse universi paralleli dove la babele di lingue che si confondevano nei miei pensieri riuscì ad abbattere i miei freni inibitori – o, come direbbe Chomsky, trovò nel mio cervello l'interruttore dell'inglese e premette *on*. Fu allora che la lingua divenne per me così semplice che ne appresi velocemente suoni e parole, conversando vivacemente (oddio alla festa non era neanche così difficile) con chicchessia. Mi trasformai così da giovine *girl scout* di provincia in donna di mondo dalla mentalità aperta.

Il bell'Antonio

È stato un periodo che ricordo ancora con il sorriso sulle labbra. Solo un pensiero costante turbava la con-

tentezza delle mie giornate canadesi. Continuavo a pensare ad Antonio, il mio più caro amico, di un paio d'anni più giovane di me, sul quale il mio fidanzato di allora (anche lui di nome Antonio) non mi dava notizie confortanti.
Nell'ultimo anno, si era ammalato di leucemia. Linfoma non Hodgkin, per l'esattezza: a quel tempo una diagnosi terribile e con esiti fatali.
A quell'età la semplice amicizia tra un ragazzo e una ragazza non era molto comune, e per giunta era anche tollerata da un fidanzato siculo!
Non sempre si ha la maturità necessaria per distinguere la qualità dei sentimenti e l'intensità delle emozioni. Certo, ero molto lusingata dalle attenzioni che un tipo così, bello e solitario, mi dedicava. Ma la nostra era una pura amicizia fraterna, fatta di confidenze e risate, tante risate. Aveva un grande senso dell'umorismo. Una battuta via l'altra – i suoi occhi nero carbone si illuminavano e le sue labbra carnose si aprivano con dei sorrisi che andavano da un orecchio all'altro.
Ci eravamo conosciuti agli *scout*, vivendo insieme esperienze irripetibili e indimenticabili. Come quando, durante una *route* estiva nei pressi di Praga era scoppiato un incendio vicino a dove ci eravamo accampati per la notte, e Antonio, bandana bagnata a coprire naso e bocca, era stato il primo ad accorrere e a darsi da fare per spegnerlo.
Antonio aveva una delicatezza di pensiero dietro lo sguardo scanzonato e una sensibilità profonda verso i deboli e i bisognosi. Fisico atletico da giocatore di calcio quale era, si classificava sempre primo nei "Percorsi Herbert", i percorsi a ostacoli costruiti con materiali di recupero che simulano le difficoltà che si possono

incontrare nella natura, tra i boschi. Antonio staccava regolarmente il secondo arrivato di svariati minuti.
Nessuno di noi poteva credere alla notizia della sua malattia.
Ci lasciò a circa un anno dalla diagnosi, dopo mesi di cure, tentativi di trapianto, e metastasi che avevano colpito persino i polmoni.
Andai a salutarlo prima di partire per il Canada. Fu una conversazione dolce e arresa. Credo che Antonio fosse consapevole che sarebbe stato il nostro ultimo incontro. Mi ripeteva che "siamo come orologi, se si inceppa il meccanismo, l'orologio si ferma e non segna più le ore". Ciò che si è fermato nella mia memoria è il ricordo di quel momento, fragile, eterno.
Antonio morì il 17 giugno del 2000. Ero rientrata in Italia da qualche settimana. Informata del suo ultimo ricovero, al mio arrivo mi precipitai da lui. Non riuscii che a vederlo un'ultima volta dal cortile dell'ospedale, un fugace saluto dalla finestra della camera di protezione, da cui riuscivamo a vederci. Se ne andò di mattina, molto presto. Tra le sue ultime parole, mi disse sua madre, un messaggio rivolto a me, Mariarita, la promessa di un viaggio lontano, tra le montagne.
Durante la veglia funebre eravamo tutti attoniti. Una nostra compagna mise intorno al collo di Antonio il fazzolettone del nostro gruppo *scout* AGESCI, il BAGHERIA 1, verde bosco con una striscia rossa intorno. A ricordo del nostro motto, recitato tante volte insieme durante le nostre uscite: *SEMEL SCOUT, SEMPER SCOUT.*
Grande, caro Amico mio, un giorno ci rincontreremo. Ti penso spesso, ogni volta che vedo un gabbiano immagino sia tu che vieni a salutarmi. Le tue ultime

parole mi riempiono di gioia, perché l'energia tra di noi ci lega e ci legherà per sempre.

"Il cielo stellato sopra di me, la legge morale in me"

"Due cose riempiono l'animo di ammirazione e venerazione sempre nuova e crescente, quanto più spesso e più a lungo la riflessione si occupa di esse: il cielo stellato sopra di me, e la legge morale dentro di me." Non ricordo bene a che punto del mio percorso ho incontrato questa frase di Kant. Sarà stato al Liceo, credo. Mi sembra una buona guida per introdurre questa parte della mia storia.
Spesso nei momenti di sconforto, così come nei momenti di meraviglia e di incanto alla vista di paesaggi mozzafiato, o nelle serate estive a caccia di stelle cadenti, questa frase mi ritorna in mente. Il motto che il filosofo tedesco Immanuel Kant scelse come suo epitaffio funebre, dopo averlo concettualizzato nella sua *Critica della Ragion Pratica*, è quello in cui mi identifico da sempre, per la forza che esprime nel suo essenziale fondamento: l'etica che mi guida è insita in me, è dentro di me. Ed io sono capace quindi di regolare me stessa, in autonomia, all'interno del sistema natura che mi accoglie.
Quando rifletto sui principi guida che hanno caratterizzato la mia vita negli ultimi 20 anni, diventando solide credenze che hanno condizionato i miei comportamenti, cito sempre l'immanenza e la caducità dell'Essere nella Natura e, al contempo, la trascendenza dell'Essere nell'Universo, assieme alla certezza dei valori morali, che sono la mia bussola.
Guardandomi indietro trovo che, anche nelle circo-

stanze più insospettabili, questi princìpi si siano manifestati come una forza intima che mi portava ad agire liberamente, al di là di ogni consapevolezza.

Un lavoretto a Londra: assistente di un'attrice

Come quando decisi di andare a Londra per un po'. Non avevo un'idea chiara, mi lasciai guidare dall'istinto capriccioso di andare in Inghilterra a caccia di fonti per scrivere la mia tesi di Laurea.
Era il 2001 e io volevo laurearmi l'anno successivo in Scienze della Comunicazione con una tesi sulle nuove tecniche di relazione e di cura del Cliente. Londra mi sembrava il luogo più adatto per approfondire le tecniche sperimentali applicate nel *Marketing*, quali appunto il CRM. Ma soprattutto era la città più cosmopolita e figa del Vecchio Continente.
Passeggiando senza meta una mattina, di buon'ora, incontrai due ragazze italiane: Giovanna, una prosperosa donna napoletana, e Laura, altissima e magrissima donzella genovese. Nell'udire l'idioma italico, mi fermai per scambiare due chiacchiere. Loro due stavano lasciando casa, un monolocale abbastanza *scrauso*, a *Baker Street* (sì, proprio quella di Sherlock Holmes), ed erano lì in strada, indaffarate tra valigie e scatoloni.
Avevo ancora un paio di notti pagate presso il *bed and breakfast* e mi stavo giusto attivando per trovare una soluzione abitativa. Loro cercavano invece qualcuno che subentrasse, così il padrone di casa poteva restituire loro la caparra. Evidentemente non avevano dato il giusto preavviso. Poco male, trenta minuti dopo la casa era mia, o meglio "nostra": l'avrei divisa, per "sole" 300 sterline a settimana, con un collega di Università,

arrivato a Londra con me. Con buona pace del mio fidanzato, che solo a causa degli enormi costi del soggiorno londinese aveva potuto "chiudere un occhio" e mettere da parte la sua gelosia.

Un tugurio di 20 mq, dove Gaetano (il collega) e io condividemmo per ben tre mesi un minuscolo letto alla francese, ovviamente in pieno soggiorno, e un bagno al piano (in comune con inquilini kazaki del monolocale a fianco).

Nel caso ve lo steste chiedendo, il "sudiciume" inglese non è affatto una leggenda metropolitana. Solo lo spirito di adattamento praticato in anni di scoutismo mi ha salvata in quella circostanza.

La ciliegina sulla torta fu il lavoro, servitomi su un piatto d'argento da Laura, una delle ragazze conosciute quella mattina. Ma non un lavoro qualunque.

Mi trovai dal nulla a diventare la *factotum* di una nota attrice inglese che stava girando un film dall'ambientazione notturna nei pressi del *Big Ben*. Dato l'impegno notturno, lei trascorreva le giornate interamente a letto, e aveva quindi bisogno di una persona di fiducia che si occupasse delle faccende quotidiane, un po' domestica, un po' segretaria.

Il compito più simpatico era la gestione della posta. Era divertente leggere la posta che riceveva, le frasi entusiastiche dei fan e le timide richieste di ricevere, al pari di una reliquia, una sua foto autografata.

Ovviamente mi occupavo di imbustare, affrancare e spedire i foto-ritratti autografati personalmente dalla mia *employer*. Oggi il *selfie* sacrifica almeno in parte la poesia di una fotografia, a meno che tu non faccia arte dello scatto – e sì, vero, ne ho tenuta una anch'io, quale *memorabilia* di tanta fortuita fortuna.

Occuparmi dei fan non era la mia unica occupazione: dovevo fare la spesa, seguendo pedissequamente la lista attaccata al frigorifero; ritirare la biancheria dalla *laundry* e tenere un po' in ordine la casa. Il guadagno di un mesetto di lavoro, *part-time* tre volte a settimana, mi consentì di rimanere a Londra per tre mesi, senza chiedere un soldo ai miei.

Fu a Londra che cominciai a gustare il sapore della libertà. Mi muovevo nel mondo con le mie gambe, sicura di me, per la prima volta nella vita. Mi muovevo di giorno e di notte come se la città mi appartenesse, senza alcun timore. Acquisii fiducia in me e nelle mie capacità, e nelle infinite possibilità che nascono quando vi è un'assoluta congruenza e risonanza tra le vibrazioni interiori e quelle dell'universo. Tra i desideri profondi e le intenzioni che danno forma alla realtà. Mi sentivo fluida. O meglio, sentivo la vita fluire dentro di me.

10 anni, 10 case

Il periodo d'oro dei sogni che diventano realtà proseguì anche dopo la laurea. L'energia che mi spingeva era inesauribile. Mi spostai come una pallina da flipper fra Treviso, Milano, Torino e poi di nuovo Milano. Cambiai 10 case in 10 anni.

Dopo la laurea, conseguita come da programma (un po' in ritardo a dire il vero per il fuoriprogramma londinese) a luglio del 2002, affascinata dal variegato mondo del *Marketing*, decisi di proseguire con un *Master* in *Marketing* e Comunicazione d'Impresa. Quell'anno la sede del *Master* era Treviso perché il Centro Studi aveva organizzato il percorso con *Fabrica*, il polo di ricerca sulla comunicazione fondato da Oliviero Toscani e

Luciano Benetton (sì, proprio quelli di *United Colors*).
Trovai quindi un appartamento in un *residence*, da condividere con Marina, una mia compagna di corso, nonché collega di Università e amica palermitana, la prima delle mie 10 case.
Fin dalla scelta del corso di Laurea la mia intenzione era quella di seguire gli studi fuori sede, e ci provai anche, dal momento che mi presentai all'esame di selezione per l'ingresso alla Facoltà di Scienze della Comunicazione sia a Siena che a Roma. I miei non potevano permettersi di mantenermi fuori casa per gli anni dell'università, ma io avrei lavorato e confidavo che con qualche sacrificio avrei potuto cavarmela anche da sola. Ma forse fu provvidenziale che superassi il numero chiuso solo a Palermo. Del resto, non potevo sapere cosa mi avrebbe riservato il futuro.
Infatti, non feci in tempo a finire la parte teorica del *Master* a Treviso che iniziai subito la fase pratica, ovvero sei mesi di *stage* a Milano, in una multinazionale tedesca, la Robert Bosch (quella delle lavatrici e dei trapani – e non solo), che mi assunse dopo un anno.
Lasciai quindi la Sicilia ai primi di gennaio del 2003, con l'entusiasmo di una bambina che sale su una mongolfiera. Ricordo che partii con due valigie pesantissime, con tutto l'occorrente per il freddo inverno del nord. Le trascinai per tutto corso Vittorio Emanuele, una volta scesa dalla linea 73 a San Babila.
Mi accoglieva una Milano ancora festosa, piena di luci e addobbi, reduce dai fasti dei festeggiamenti natalizi. Rimasi basita dalla magnificenza del Duomo, dalla piazza su cui svettava un albero di Natale gigantesco. Mi sembrava tutto così dinamico, veloce, così diverso dalla sonnecchiante Palermo.

Era sabato pomeriggio. Avevo appena un giorno per orientarmi perché lunedì 8 gennaio avrei cominciato il mio primo, vero lavoro. L'animo colmo di incoscienza e la speranza in un futuro meraviglioso in arrivo.
Casa numero 2. Era il 2003: in mancanza delle applicazioni e dei siti o canali *social* che oggi semplificano il *match* tra chi cerca e chi offre casa, la mia compagna di *Master* Marina (un'altra Marina, stavolta pugliese, non palermitana: lo dicevo che il mio è un mondo di doppi!) era riuscita a trovare un bilocale alla vecchia maniera, col passaparola, addirittura di fronte all'azienda che aveva offerto a entrambe lo *stage*. Mi chiese quindi se avessi voglia di dividere l'affitto. Se non era fortuna questa!
Già a marzo l'azienda mi spedì a curare una fiera al Lingotto, a Torino. Per essere una semplice *stagiaire*, una gran bella sfida. Forte della mia irrequieta e supponente determinazione, presi treno, albergo e accordi con l'Ente Fieristico e partii.
Torino me la immaginavo grigia e appannata, un po' come le immagini opache della Londra di Chaplin. Mi dovetti ricredere perché si presentò ai miei occhi una città regale, magnifica e solerte. Come una donna di fine Ottocento che si sgranchisce, risvegliandosi all'alba del nuovo secolo.
Passeggiavo a testa in su incantata dalla Mole e dai palazzi regali, dal cielo azzurro e dalle bianchissime montagne innevate in lontananza. Lungo il Po, mi fermavo ad ammirare la luce delle colline e la cornice della Gran Madre. Mi sentivo forte, pronta a lanciarmi nel mondo.

"Cu nesci, arrinesci"

Quello che doveva essere il mio debutto ufficiale nel mondo del lavoro del Nord si trasformò purtroppo presto in un momento di grande dolore. La mia cara nonna Pina venne a mancare proprio il primo giorno dell'allestimento dello stand in Fiera. La notizia mi giunse dal mio fidanzato, come una pugnalata in pieno petto. Vagavo disperata in cerca di un rifugio e piansi tutte le mie lacrime accasciata su una panchina, in una città a me sconosciuta.

La nonna Pina, la donna che aveva creduto in me e nelle mie capacità più di chiunque altro mi aveva lasciata, e io non avrei neanche potuto salutarla l'ultima volta, costretta a Torino dalle incombenze lavorative.

Il legame tra nonni e nipoti è sempre forte, intimo, surreale. In quella relazione fantastica che si crea tra l'anziano, che può godere della meraviglia della cura per un suo discendente, senza il gravoso peso della responsabilità genitoriale, e il bambino, che sperimenta appieno il fascino e l'avventura dietro la saggezza e l'amorevolezza dei racconti e dei gesti dei nonni.

Il rapporto tra me e mia nonna era straordinario. Forse perché fin da piccola, dall'età di 6 anni, da quando morì il nonno, mi ritrovai a dormire con lei, tutte le notti, fino alla mia partenza da casa. Forse perché mi faceva sentire speciale quando, con orgoglio, si complimentava con me per i miei successi, ripetendomi "Nipote mia ricordatelo sempre: tu sei come un pianoforte, sai suonare tutti i tasti".

Era lei che mi stimolava a un continuo miglioramento, a perseverare nel seguire le mie ambizioni. Mi diceva sempre "Rita, ricorda bene: *cu nesci, arrinesci*" – chi esce, riesce, riferendosi alla necessità di lasciare la Sicilia per trovare una realizzazione lavorativa – incoraggiandomi a provare a farcela da me, cogliendo l'opportunità di lasciare casa per mettermi in gioco. Per questo decise di finanziare la retta residua del mio *Master* (avevo per fortuna vinto una borsa di studio) e fu felicissima di sapere che ero stata selezionata per uno *stage* a Milano.

Il dolore della perdita fu tale che per molti anni non riuscii a capire che al mio ritorno a casa non l'avrei rivista. Il fatto di aver mancato il suo funerale aveva cristallizzato la sua assenza in un tempo dove passato e presente, in Sicilia, erano per me un tempo indefinito.

Un nuovo fidanzato

La mia terza casa, a Milano, la definirei galeotta. Si trattava della foresteria che l'azienda metteva a disposizione degli stagisti e, dal momento che avevano rinnovato per altri sei mesi il mio tirocinio, decisero di venirmi incontro con le spese affidandomi un bilocale in un condominio vicino la sede.

Ebbene, la storia con il mio fidanzato siciliano, filata liscia fin lì, non resistette alla distanza, ma soprattutto al fascino del mio nuovo vicino di casa: figo, attore e milanesissimo.

L'incontro con Andrea è stato un tassello importante in quel periodo per la mia metamorfosi "metropolitana". La Milano cosmopolita e *business*, oltre agli infiniti divertimenti e possibilità, mi aveva dato modo di sperimentare me stessa come professionista e anche come persona, regalandomi degli splendidi incontri e delle preziose amicizie.

Mi ero buttata a capofitto nel lavoro, trovando in

azienda un ambiente sorprendentemente accogliente. La bulimia da lavoro, tipica della *city*, mi prese immediatamente. Ricordo che entravo in ufficio alle 9.00 e ne uscivo, a volte, anche alle 23.00. Non sentivo la fatica, ero assetata di conoscenza e piena di ambizione. Mi trovavo in contesti che solo fino a qualche mese prima sembravano irraggiungibili. Fiere, eventi, viaggi, alberghi a 5 stelle, *brief* consegnati ad Agenzie di Comunicazione citate nei libri di *Marketing* dell'Università, campagne pubblicitarie premiate sia da contest interni all'azienda sia da *award* del mondo della Comunicazione. Avrei organizzato così tanti *MotorShow* (Salone dell'auto molto noto nell'industria automobilistica) nei miei 6 anni di lavoro lì che i miei colleghi mi avrebbero ribattezzata "*MotorSciorty*".

Ovviamente non esisteva soltanto il lavoro. Da buona "terroncella" non risparmiavo pranzi e feste per il gruppo di amici che, nel frattempo, cresceva, colorando le mie giornate di quella umanità di cui avevo tanto bisogno.

Ero una privilegiata. Vivevo in un bilocale di circa 60 mq con un terrazzo di 80 mq. Una rarità a Milano. Tutti i *weekend* era uno spignattamento di leccornie sicule: pane e panelle, arancine, sfincione, cassate e cannoli. Il tutto innaffiato da litri di vino omaggiati dai commensali. Fu così che festa dopo festa e pranzo dopo pranzo entrò nella mia vita il mio – bello e tenebroso – "vicino di casa".

Rientravo dalle vacanze pasquali, come da tradizione trascorse a Palermo, e avevo portato con me una cassata siciliana da offrire agli amici quella sera. L'ascensore del nostro condominio era dotato di porta interna e io ci misi un bel po' di tempo ad aprire entrambe le ante, trascinare dentro la valigia, chiudere le porte dietro di me, mantenere in equilibrio la delicata cassata, pigiare la pulsantiera e arrivare finalmente su all'ottavo piano. Immaginavo già la stessa fatica per l'uscita dall'ascensore. E invece rimasi sorpresa dal magico aprirsi delle porte e da un uomo sorridente che si era offerto di darmi una mano. Io, più imbarazzata che mai, farfugliai le mie scuse per la perdita di tempo. Ma lui, ancora più insolitamente, mi rispose: "Nessun problema, abbiamo tutto il giorno a disposizione!" Non riuscivo a credere alle mie orecchie, non solo per il contenuto dell'affermazione. Il tono profondo, caldo della sua voce. Credo che già allora me ne innamorai.

La buttai sull'*icebreaking* raccontando che avevo preso il primo volo da Palermo e che ero appesantita dal sonno e dalla cassata e che se voleva poteva fare un salto in serata a mangiarne una fetta, perché avrei festeggiato quel lunedì di Pasquetta con degli amici, e ovviamente lui sarebbe stato il benvenuto. Quella sera Andrea rientrò molto tardi ma suonò comunque alla mia porta per un saluto e per invitarmi a bere un *drink*. Ero già in pigiama, mi finsi stanchissima e in procinto di andare a dormire.

E così ero riuscita a prendere un po' di tempo! Mi sono chiesta spesso cosa avesse fatto innamorare il bell'Andrea di me. So che questa considerazione la direbbe lunga sulla mia autostima. Quando ne parliamo, saltano fuori qualità che mi riconosco tantissimo. Energia, entusiasmo, originalità, solarità, allegria, dolcezza. Ma credo che ciò che lo colpì maggiormente sia stata la mia imprevedibilità, il mio continuo infrangere il suo trantran quotidiano.

Alcuni episodi coinvolgono anche mio cugino Simone,

mio coinquilino, che anni dopo divenne, da buon complice, il nostro amatissimo testimone di nozze. Ne cito un paio fra tutti. Una mattina Andrea, uscendo di casa per recarsi al lavoro, trovò la nostra porta di ingresso spalancata, con le chiavi appese nella toppa esterna. Rimase paralizzato e totalmente interdetto. In quel momento, mi raccontò dopo, gli passarono davanti scene raccapriccianti in cui si insinuava il timore di trovarsi sulla scena di un delitto, testimone di un possibile omicidio o di un rapimento.

Dovette fare ricorso a tutta la sua razionalità (e ne ha tanta, essendo anche lui della Vergine) e al suo autocontrollo per superare l'uscio di casa nostra e accertarsi che stessimo bene. Ovviamente la nostra sveglia non era ancora suonata e Simone ed io stavamo beatamente dormendo. Adesso che ricordo, in realtà fu il rumore causato dal mazzo di chiavi lasciato sul tavolo e dal tonfo della chiusura della porta che mi destarono dal sonno, quel mattino. Quella male-benedetta porta di ingresso si spalancò anche una seconda, e indubbiamente più imbarazzante, volta.

Interno giorno – mattina – Simone si era alzato molto presto perché aveva esami all'Università. Ancora con gli occhi serrati dal sonno mi alzai e, come tutte le mattine, mi recai direttamente alla toilette. Uscii dal bagno, seminuda, indossando unicamente la maglietta del pigiamino. Trovai a qualche metro di distanza, alla mia destra, un Andrea nell'oscurità, profumatissimo e vestito di tutto punto, in piedi sul pianerottolo, con tutta la sua prestanza fisica, in attesa dell'ascensore. Io invece ero illuminata dalla testa ai piedi dalla luce del mattino proveniente dall'enorme portafinestra che dava sul famoso terrazzo delle feste, in tutta la mia maestosa e

vergognosa nudità.
La porta di casa si era aperta perché Simone, come al solito, non aveva dato una mandata uscendo quella mattina, e la corrente l'aveva spalancata. Con un goffissimo balzo felino saltai all'indietro, rischiando di rompermi l'osso del collo, maledicendo la doppia esposizione, l'ottavo piano, il vento, la porta, la mandata che non c'era, mio cugino, e soprattutto me stessa: che figura... il pigiamino rosa confetto era proprio ridicolo! Così, tra una figuraccia e l'altra e qualche bicchiere di vino per congedarsi dalle fatiche della giornata, Andrea, Simone e io abbiamo approfondito la nostra conoscenza. Le nostre serate continuarono anche quando Simone e io lasciammo la foresteria con terrazzo e ci trasferimmo in via Arimondi, rimanendo comunque in zona.
La sera in cui lasciai casa, Andrea venne a salutarmi e così fece nelle sere successive. La casa numero 4 non aveva neanche un balcone, figurarsi un terrazzo, ma a noi andava bene comunque. Ne nacquero una grande amicizia tra i due *"cush"* (abbreviazione di *"cucinu"*, cugino in siciliano) – si ritenevano già parenti, anche se lo diventarono più avanti, e una coppia, ancora agli inizi ma tuttora in vita e "legalizzata": "Bambi e Bambi".

Il mondo di Andrea

L'estate del 2004 Andrea fu ospite dai miei in Sicilia. Tenersi lontani dalle tentazioni era stato più facile prima che Andrea mettesse piede nel mio mondo. In Sicilia mi sono sentita vulnerabile, come se lì fosse venuta fuori la parte più genuina di me, quella che *sentiva* con il cuore. Io tentavo di rivolgere le mie attenzioni ad Antonio,

ancora mio fidanzato, ma nella settimana in cui Andrea è stato nostro ospite, preferivo dedicare del tempo a lui. In un paio di occasioni si sono creati dei momenti in cui sarebbe stato facile abbandonarsi al *flirt*, ma con uno sforzo di autocontrollo siamo riusciti a superare brillantemente i sette giorni, o quasi. Solo un leggerissimo bacio è scappato, l'ultima sera. Ed è bastato quello per farmi capire che ne avremmo riparlato al mio rientro a Milano.
Non ci fu molto da discutere in effetti. Andrea mi aspettava, nel suo monolocale con terrazzo e per me non ci fu via di scampo. Casa numero 5. La casa della convivenza. Entrare nel mondo di Andrea è stato come guardare dentro un caleidoscopio. Ruotavamo insieme il tubo della nostra vita e apparivano forme diverse e colorate. Milano, il teatro, i copioni da provare, gli amici, le vacanze, i *weekend* di amore, le notti di letture al lume di candela (sì, ci avevano tolto la luce per delle bollette non pagate, molto *bohémien*, ma merito dell'inquilino precedente!).
Ma anche i tormenti, l'umore ballerino, i silenzi pesanti e le rivendicazioni di indipendenza che nei momenti più disparati, assalito dalle angosce umane e artistiche, rapivano Andrea e lo portavano in territori di solitudine che, come una fitta nebbia, avvolgeva anche me.
Era così intenso e coinvolgente questo nuovo mondo che a volte avevo la sensazione di perdere i confini tra la mia identità prima di Andrea e quella dopo Andrea. La fusione mi affascinava e al contempo mi frustrava. Sentivo che avevo bisogno di spazio, di aria, e stavo pianificando di lasciare il lavoro e concedermi un anno sabbatico in Australia.
Per quanto romantico e delizioso, il monolocale di 30

metri quadri era davvero minuscolo. Avevo poco spazio per i miei vestiti, credo una spanna nell'armadio e un cassetto del settimanale. Il resto del mio guardaroba lo avevo lasciato nella nuova casa di Simone (che di tanto in tanto diventava anche la mia, se avevo bisogno di un po' di intimità e solitudine – potrei in effetti considerarla una casa numero 6).

In fondo, il monolocale di Andrea era una situazione di comodo fintanto che non costruivano la casa che avevo comprato. Un bilocale di 45 mq al piano terra, con una piccola aiuola e lo spazio giusto per un tavolo da pranzo all'aperto, sufficiente per riprendere il ritmo delle feste. Quando lo acquistai, non avevo in previsione di andarci in due, come non avevo in previsione di iniziare una convivenza. Ma tant'è. Nel 2007 quindi inaugurammo la casa numero 7.

Ritorno a Torino: la Fiat

Proprio quando avevo deciso di "ritrovarmi", arrivò l'offerta di lavoro che a 30 anni non puoi permetterti di rifiutare: l'offerta di un ruolo fighissimo in Fiat, a Torino.

Giugno 2008. Trovai casa (numero 8!) in un viale alberato a Pinerolo, le finestre affacciate sull'aperta campagna. Avevo dimenticato quanto mi fosse mancato il contatto con la natura nei quasi sei anni passati a Milano. La casa era grande, con una camera da letto gigante. Tutta per me. In fondo non avevo mai avuto un lettone tutto per me, un sonno tutto mio, indisturbato. Prima dormivo con la nonna, poi con il coinquilino londinese, poi con mio cugino Simone, ora con Andrea…

La cosa mi piacque molto, e del ritrovato umore solare e di una "giusta distanza" ne beneficiò parecchio anche la nostra storia. Anche Andrea cambiò lavoro e si ritrovò ben presto a organizzare delle trasferte in Piemonte in settimana, per ritrovarci quanto più frequentemente possibile.

Fu un periodo molto produttivo per entrambi. Andrea si trovava in un momento magico di carriera artistica e lavorativa. Io mi scoprivo sempre più *"manager"* e in grado di gestire progetti e *team*, favorendo con la mia energia e il mio approccio proattivo cambiamenti e trasformazioni culturali e di *business* in azienda.

In quel momento in Fiat la lungimiranza di un dirigente francese favorì l'ingresso di giovani talenti nel *Marketing* e nella Comunicazione. Ciò portò a un'accelerazione massima della *business transformation*, quella voluta e non solo proclamata.

Eravamo una ventina di giovani laureati del nuovo millennio dotati di inesauribile abnegazione, serietà sul lavoro e tanta ma tanta voglia di stare insieme e divertirsi lavorando: una squadra che ha avuto la capacità di rinnovare e rinvigorire dal basso un'unità di *business* che era stata molto mortificata dalle scelte politiche del management del passato. I risultati arrivarono con grande velocità perché eravamo innanzitutto un gruppo di amici con una sana voglia di fare, estranei agli schemi tipici del cinico e asettico mondo del lavoro.

Un dolore lancinante

Una notte mi svegliai di colpo, allarmata da un dolore lancinante al basso ventre.

Ero sola, e lì per lì cercai di tranquillizzarmi, massaggiandomi e cercando di riscaldare l'area che, immaginai immediatamente, corrispondesse all'ovaio sinistro.

Non che avessi mai avuto ben chiara l'anatomia del mio corpo. Almeno non così lucidamente da riuscire a localizzare un punto preciso, corrispondente pressappoco all'ingombro di una mandorla.

Conoscevo il mio apparato riproduttivo abbastanza indirettamente e solo perché dall'età di 11 anni mi arrivava più o meno regolarmente il ciclo. La sua funzione principale, ovviamente, nel pieno della funzionalità ormonale, era tutta dedita al piacere e all'intrattenimento sessuale.

Mi colpì molto questa intelligenza interiore che mi portò a confidare l'accaduto a una collega. Devo a Pina il merito di aver agito tempestivamente. Senza tante storie afferrò il telefono e mi prese un appuntamento con la ginecologa per il giorno successivo. Figurarsi, come avrei potuto liberarmi già per l'indomani? Non avevo tempo io: insomma ero una donna in carriera, con un'agenda piena di *meeting* e un progetto importantissimo da gestire!

Ma l'ebbe vinta lei.

I sintomi non sembrarono alla ginecologa riconducibili a qualche problema in particolare. Tuttavia, in quella sede, decise di spedirmi a fare un'ecografia transvaginale, stupita dall'idea che non ne avessi mai fatta una prima di allora. Non mi prenotò neanche un secondo appuntamento. Tant'è che per me era finita lì. Certo, avrei prenotato l'ecografia prescrittami quando sarei stata un po' più tranquilla con il lavoro. Ovviamente Pina non me lo lasciò dire due volte e così in quattro e quattr'otto mi organizzò l'ecografia.

Ricordo quel momento come se fosse ieri, e non solo

per lo sconcerto della posizione in quella sedia da Inquisizione. Trascorsi i primi minuti a cercare di controllare il fastidio, incurante del viso e dell'espressione contrita della dottoressa che ravanava là sotto con una specie di sondino fallico.

Il fastidio si trasformò in dolore a mano a mano che l'esame diventava più invasivo. Al contempo, al passare dei minuti, e senza neanche una parola, il suo viso divenne decisamente contratto. Anzi, visibilmente preoccupato. Dopo 20 minuti (*"non è un po' troppo adesso? mi avevano detto che le ecografie duravano al massimo 10"*), mi azzardai a chiedere se andasse tutto bene o se fosse emerso qualcosa di particolare. Finalmente riuscii a sentire la voce della dottoressa comunicarmi, rabbuiata in volto, che c'era una cisti molto grande appoggiata sull'ovaio e che forse era proprio il peso di questa cisti che aveva provocato il dolore che mi aveva svegliata.

Mi chiese quando avrei incontrato nuovamente la ginecologa e quando le dissi che non avevo previsto alcun incontro, mi prenotò personalmente un appuntamento. Ecco, devo dire che rimasi stupita: non mi sarei aspettata una simile attenzione durante una visita (apparentemente) di *routine*.

Sono cresciuta circondata da zii medici, e fino ad allora non avevo mai avuto bisogno di cure particolari o di visite specialistiche. Forse un paio di malattie esantematiche (che non ricorda neanche mia mamma); un torcicollo che lo zio Cosimo mi fece passare distraendomi e lanciandomi una palla che mi costrinse a girare la testa di scatto. Mai un'influenzina, mai una febbre a 38°, giusto per poltrire a letto e assentarmi qualche giorno da scuola.

Questo era il mio rapporto con la malattia prima del

novembre del 2010. Non riuscendo a trovare la ginecologa, l'ecografista mi lasciò con la premura di farsi lasciare il mio numero di cellulare, con la promessa di risentirci al più presto.

Ovviamente ritornai in ufficio e ripresi le mie attività lavorative per preparare una riunione con un'agenzia tedesca che si sarebbe tenuta il giorno dopo al Lingotto, e con la quale avremmo voluto strutturare un *e-commerce* per la linea di *merchandising* di due dei nostri marchi.

In pieno incontro, quel venerdì mattina, l'ultimo di novembre, squillò il mio cellulare privato. Il prefisso 011 non lasciava dubbi. Dovetti assentarmi velocemente perché le due dottoresse volevano vedermi di lì a un'ora per poter parlare del mio "caso".

Non ricordo se dopo riuscii a tornare in azienda. Le immagini, i ricordi sono molto sfocati. Ricordo entrambe le dottoresse alla scrivania che, rivolgendosi a me con parole gentili e circostanziate, mi dissero che le evidenze ecografiche lasciavano intuire che la massa all'ovaio fosse piuttosto sospetta, e che non c'era molto tempo per approfondire la diagnosi, ma che bisognava operare con urgenza. Anzi, avevano già verificato la disponibilità della sala operatoria e avrebbero organizzato l'intervento per il 30 novembre (il martedì successivo, esattamente 4 giorni, ovvero 96 ore dopo).

E così, dal ragionare sull'importanza del listino unico europeo per le *t-shirt online* e sugli SLA logistici da contrattualizzare per assicurare una perfetta *customer experience*, mi trovai a comunicare al mio compagno e a mia mamma che mi sarei dovuta operare e che non avevo capito moltissimo di quanto mi era stato detto.

Avevo con me gli esiti dell'ecografia, e sostanzialmente non avevo avuto modo di approfondire perché mi si era paralizzato il cervello, e non mi era venuta in mente neanche una domanda. Andrea si fiondò a Torino per riportarmi a casa a Milano e insieme, spaesati, disorientati, cercammo di capire da dove cominciare. Acquistare un volo per mamma, quali documenti produrre per l'ospedale, che tipo di biancheria preparare, come gestire l'assenza dal lavoro.

La tattica *fight or flight*

Ci sono momenti nella vita in cui ci si muove come degli automi, in apparente assenza di pensiero. Sono i momenti in cui si "sente" ciò che si deve fare, spinti da una intelligenza interiore, istintiva: quella che ci fa fuggire di fronte a un pericolo o che porta alcuni animali alla "morte apparente" per sopravvivere a un minaccioso predatore. Si tratta di risposte comportamentali difensive, dette anche "attacco o fuga" e "*freezing*" – reazione acuta da *stress* – messe in atto dal nostro Sistema Nervoso Autonomo in risposta a un evento percepito come pericoloso per la propria incolumità. Tali reazioni iniziano involontariamente nell'amigdala, quella piccola parte a forma di mandorla, nella zona del cervello limbico, che gestisce le emozioni. La mia, di amigdala, era decisamente attivata! In particolare, cercavo di controllare la tempesta emotiva che mi aveva assalita e che ebbe il suo apice al rientro a Milano, dopo un momento di preghiera e pianto disperato di fronte alla statua della Madonnina lignea in una Cappella della Certosa di Garegnano, vicina a casa.
Mi ero rivolta alla Madonnina con il cuore in mano, chiedendole che mi proteggesse e che ci desse la forza di sopportare i momenti difficili che si sarebbero

presentati. Con 5 euro accesi 5 candele, una per ognuna di noi, mamma e sorelle, perché ci sostenevamo sempre l'un l'altra. Al rientro a casa trovai 5 euro per terra. La presi malissimo, telefonai a mia madre affranta, perché in quel momento così critico neanche la Madonnina mi manifestava solidarietà. Mamma si burlò bonariamente di me, dicendomi che quello semmai era un messaggio da parte della Madonnina per dirmi che mi avrebbe aspettata per una nuova visita una volta che mi fossi rimessa dall'intervento.

Come fece mamma ad avere una intuizione così creativa e consolatoria rimarrà un mistero. Quelle parole però furono un vero toccasana e mi rasserenarono immediatamente.

Una fertilità giocata ai dadi

Qualche giorno dopo, recuperata mamma in aeroporto, partimmo tutti e tre alla volta di Torino, dove la mattina successiva mi aspettava il prericovero. Mamma sarebbe rimasta in clinica con me per l'intera settimana post-operatoria. Mi vegliò per tutta la settimana, assecondando tutte le mie necessità e manifestando una pazienza inesauribile, anche davanti ai miei scatti di nervosismo. Sovente provocati da suoi riferimenti fuori luogo su come tutto si sarebbe risolto per il meglio, e su quanto presto avremmo potuto, Andrea e io, sposarci e avere un bambino.

In sede di intervento, che mi lasciò un bel taglio orizzontale storto anti-bikini, è stato asportato l'ovaio per intero, in quanto il tumore era inglobato e indissociabile dalla massa ovarica, assieme a degli altri polipi che sono stati un riscontro intraoperatorio di cui

non si era avuta evidenza prima. Ma dove stavano tutte queste formazioni? Non ne avevo idea.
Ovviamente solo l'esame istologico avrebbe potuto accertare la tipologia di massa. Ciò che stupì Andrea e me fu la divergenza d'opinione, ci raccontò in seguito la ginecologa che – essendo anche chirurgo – fu presente all'intervento, fra lei e il chirurgo. Il chirurgo avrebbe voluto procedere con la rimozione totale sia dell'altro ovaio sia dell'utero, mentre la ginecologa era contraria.
Una fertilità giocata ai dadi in sala operatoria all'insaputa della paziente, la quale, entrata d'urgenza per una cisti, si sarebbe trovata al risveglio a dover prendere coscienza di non avere più la possibilità di procreare. A 33 anni.
Mentre la paziente era incosciente sotto i ferri e la madre pregava a suon di rosari che tutto andasse per il meglio, il fidanzato, chiavi in mano, ripartì in auto, rientrando a tutto gas a Milano per partecipare al casting per una pubblicità di una nota azienda di mobili *cheap and chic*. Ognuno trova il suo modo per affrontare momenti complessi, una propria fuga dalla realtà, meglio se attraverso la finzione, ma... ti pare? E comunque non l'hanno preso!
Era il 30 di novembre del 2010, Sant'Andrea. Pensare che proprio quel giorno avremmo dovuto firmare il preliminare della nostra prima casa insieme. E sì, la residenza numero 10, un bel trilocale per mettere su famiglia! Ovviamente abbiamo posticipato la firma del preliminare di acquisto di quel *cicinin* per dare un senso al tutto, se tutto ha un senso.
Invece, la casa numero 9 la definirei la dimora della sorellanza. È quella in cui ho vissuto l'ultimo anno della mia permanenza lavorativa in Fiat, grazie alla generosità

della mia amica Alessandra. Mi ha ospitata, dopo l'operazione, nel suo appartamento in Crocetta, a Torino. Un bel bilocale con doppio bagno (elemento fondamentale per mantenere in equilibrio un rapporto fra donne) dove si è rafforzata la nostra amicizia. Ma meglio non spoilerare nulla, ve ne racconterò più avanti.

BOT: un Tumore Ovarico Borderline

L'esito dell'esame istologico ha evidenziato un Tumore Ovarico *Borderline*, di basso potenziale maligno. È stato qui che ho iniziato ad approfondire l'argomento.
I tumori ovarici *borderline* rappresentano tra il 10% e il 20% di tutti i tumori ovarici epiteliali, con un'incidenza di 1,8-4,8 per 100.000 donne ogni anno. Il carcinoma ovarico è l'ottavo tumore più diagnosticato tra le donne ed è il più grave (60% di mortalità) rientrando tra le prime 5 cause di morte per tumore tra le donne di età compresa tra i 50 e i 69 anni. In Italia mediamente si ammalano 5.200 donne all'anno.
Le pazienti con tumori ovarici borderline hanno, in genere, un'età media di circa 45 anni, anche se possono essere diagnosticati, come nel mio caso, anche nella terza decade di età. Un terzo delle pazienti con diagnosi di BOT è al di sotto dei 40 anni.
L'eziologia dei BOT non è chiara a causa della mancanza di studi clinici randomizzati e dell'esiguità della casistica.
Non ci sono fattori di rischio statisticamente significativi, ma i fattori più frequentemente correlati alla malattia sono:

- uso di farmaci per la fertilità

- menarca precoce

- età alla prima gravidanza

- età al primo parto

- storia mestruale

- storia di fumo

- storia familiare di cancro ovarico

I due fattori che riconosco nella mia storia sono la precocità del menarca, che ebbi a 11 anni compiuti (ancora una volta un numero doppio) e l'uso di farmaci per la fertilità, che negli anni Novanta prescrivevano in tutti i consultori per limitare le gravidanze indesiderate precoci. Per il resto, l'idea che mi son fatta è che io non sono un numero e le statistiche non mi rappresentano. Perché quando le statistiche colpiscono te perdono quella caratteristica oggettiva e consolatoria tipica del pensiero scientifico e rientrano nella più soggettiva decodifica umana che separa la sfiga dalla fortuna.

That's it.

CAPITOLO 2

IO NON SONO (SOLO) IL MIO CORPO

Quando ero piccola mi sentivo goffa e impacciata. Invidiavo il corpo delle mie sorelle, tutte più magre, più alte e aggraziate di me. Lo specchio mi ha spesso rimandato un'immagine che non mi piaceva e, fin da adolescente, ho vissuto un forte contrasto con la bilancia. Soffrivo molto quando andavamo in giro con mamma a fare *shopping* perché, mentre le mie sorelle potevano permettersi *jeans*, *shorts* e gonnelline di tutti i tipi, mi sentivo obbligata a scegliere delle camicie informi, che nascondevano i chili di troppo e il seno abbondante.
Negli anni ho provato tutte le diete dimagranti più alla moda, sottoponendo il mio corpo a ogni sorta di privazione, ma più mi impegnavo nelle rinunce e nello sport, più si rispostava a destra l'ago della bilancia quando mollavo la presa.

Mi rivedo ancora, avvolta nel *domopack* dopo essermi ricoperta di argilla ventilata snellente, a massacrarmi di ginnastica cardio e *cyclette* – un paio d'ore, per favorire sudorazione e smaltimento di adipe superfluo.

Io sono il mio corpo

Fin dal risveglio dall'operazione sono stata molto sorpresa e orgogliosa di come ha risposto il mio corpo. Come se, malgrado gli anni di maltrattamenti, avesse mantenuto una capacità di resistenza e di ripresa fuori dall'ordinario. A 12 ore dall'intervento ero già in piedi. Nonostante le dosi di morfina per calmare il dolore della ferita, sentivo scorrere la vita dentro di me e potevo percepire l'energia che spingeva perché ritornassi a "essere come prima".
Il mancamento che sopraggiunse al primo tentativo di alzarmi non mi scoraggiò. Con l'aiuto di mia mamma, e del sostegno della flebo, iniziai a percorrere decine di volte al giorno il lungo corridoio della clinica, fino a rientrare stremata in camera e sprofondare in un sonno ristoratore.
I giorni passavano velocemente. Nel tempo sospeso della degenza, è importante che il paziente abbia un posto sicuro e tranquillo, dove riprendersi ma anche dove prendere coscienza di ciò che gli è successo, ed elaborare l'altalena di emozioni che hanno caratterizzato le sue ultime giornate.
I tempi del corpo non corrispondono ai tempi dell'anima. Il silenzio dei giorni successivi all'intervento mi ha aiutata molto nel fare i conti con ciò che era successo, e in certo qual modo, ha favorito anche il processo di accettazione.

Quella settimana di ricovero mi ha dato una grande lezione: nonostante lo sconforto e il disorientamento in cui versava la mente, il corpo dimostrava una saggezza innata e sapeva come recuperare le sue energie.

Che fare, quindi? Niente: ho seguito l'istinto, ho camminato, e ho pazientato, come mai avevo fatto nella mia vita. Non avevo idea di cosa aspettarmi una volta uscita dalla clinica. Attendevo con timore e speranza che il rumore dei passi di medici e infermieri rompesse il silenzio ovattato dei corridoi: mi avrebbero aggiornata sulle mie condizioni, e dato indicazioni su come regolarmi una volta tornata a casa.

Fui grata alla Provvidenza quando, prima delle dimissioni, la ginecologa mi informò che *"data la natura del tumore e la buona riuscita dell'intervento di asportazione della grande massa che ricopriva l'ovaio* [11x6 cm!], *senza riversamento alcuno, da protocollo, non sarebbe stato necessario che mi sottoponessi a cure chemioterapiche"*. Avrei semplicemente dovuto effettuare dei controlli trimestrali per monitorare marcatori e parametri ecografici vari.

Che sospiro di sollievo! Quella notizia fu una vera e propria liberazione, l'incubo era finito, non mi rimaneva che impegnarmi per accelerare la ripresa e tornare alla normale quotidianità.

Ritorno agli affetti

In macchina di rientro a Milano mi ricordai delle parole di mia madre che, appena 10 giorni prima, mi consolava quando, disperata le avevo raccontato del ritrovamento della banconota da 5 euro sull'uscio di casa: era la Madonna della Certosa di Garegnano che mi invitava a tornare a salutarla.

Così, tornai a ringraziarla. Fu un momento di amorevolezza delicatissimo. Andrea, agnostico con tendenze atee, mi accompagnò in Chiesa e seguì la ritualità della Messa in mia vece, alzandosi e inginocchiandosi nei vari momenti della celebrazione.
Guardandolo con le lacrime agli occhi, solo in quel momento mi resi conto di quanto fosse stato anche lui investito da quella vicenda e di quanto avesse tenuto per sé emozioni e paure, impegnandosi ad apparire forte, per me.
Non ci si sofferma mai abbastanza a riflettere su quanta umanità ci sia intorno a una malattia. Chi viene colpito dalla diagnosi diventa il fulcro dell'attenzione di medici e familiari. Al tempo stesso, il *partner* raramente riceve le attenzioni necessarie, utili a sé stesso e alla coppia per affrontare i momenti e le difficoltà della malattia.
Di fronte a una malattia, a un lutto, i piccoli gesti e le azioni quotidiane subiscono una battuta d'arresto, sostituiti da altre azioni e da altri gesti. Le storie che si vivono in due sono racchiuse in azioni semplici e rassicuranti: carezze, sorrisi, abbracci, baci. Il caffè la mattina, rincalzare una coperta. Ripetitività. Ritmo. Armonia. Atmosfera.
Un idillio che viene spezzato dall'evento traumatico, che mette la coppia di fronte alla fragilità delle cose umane. E che ha come effetto pensieri che galoppano, silenzi e solitudine, ma anche rabbia, frustrazione, e tanta malinconia. Il percorso di guarigione passa anche attraverso l'affrontare questi momenti.

La visualizzazione creativa

A casa, in convalescenza, passavo le ore a guardare fuori dalla finestra le ortensie della mia piccola aiuola, quel tanto di natura che mi bastava a rasserenarmi. Le ortensie erano spoglie e ingiallite dal freddo dell'inverno, ma mi immaginavo che anch'io, come loro, a primavera avrei ritrovato la mia forza e sarei rifiorita.
Questo semplice esercizio di visualizzazione mi rilassava e incoraggiava la mia fiducia nel processo fisiologico della guarigione.
Solo più tardi, e grazie al supporto della mia psicoterapeuta, ho appreso che la "visualizzazione creativa" è una vera e propria tecnica psicologica e consiste nell'immaginare nella propria mente cose o situazioni per favorirne la realizzazione.
Cito testualmente *Wikipedia*. "*La differenza tra la visualizzazione creativa e il sogno ad occhi aperti consiste nel fatto che nell'atto di fantasticare la persona crea un'immagine o una scena mentale di cui è spettatore dall'esterno, mentre nell'atto della visualizzazione creativa colui che visualizza è al centro stesso della propria visualizzazione, la sperimenta in prima persona, sforzandosi di percepirla come il più reale possibile attraverso tutti i sensi.*"
Le neuroscienze oggi si avvalgono molto della tecnica della visualizzazione e ne promuovono l'utilizzo consapevole, dal momento che, si è osservato, il cervello umano non fa nessuna distinzione tra le immagini che arrivano dall'esperienza dei sensi e quelle che "realizziamo" fantasticando con il pensiero. Questa tecnica è ancora più potente se, associata all'immagine, si riesce a creare anche l'emozione. Ad esempio, nel mio caso, era una sensazione di benessere, di rinascita.

In questo modo il mio corpo ha reagito, riconoscendo quelle sensazioni come reali e vivendole davvero.

A quel tempo non avevo nessuna nozione strutturata di questo processo. Mi affidavo al mio istinto, notando come il pensiero di poter vivere l'inverno come una fase di attesa e di preparazione, come fa la natura, mi facesse pregustare la sensazione di gioia che sarebbe giunta con l'arrivo della "mia" primavera.

Questa intuizione mi ha guidato nell'approfondire ciò che sentivo. Cominciai a cercare informazioni, consultare libri, annotare articoli e teorie. Costretta a fermarmi, così di botto, da una vita frenetica di trasferte e riunioni di lavoro, mi sono ritrovata ad avere una quantità di tempo libero tale che di primo acchito sono rimasta disorientata. Ma il disorientamento durò poco: tutto questo tempo lo investii nella lettura, che mi era stata di aiuto e conforto già ai tempi della scuola.

Ho cominciato così ad avvicinarmi ai temi di autoguarigione e consapevolezza. Anche se in modo assolutamente embrionale, riconoscevo già una certa importanza all'aspetto psicosomatico di alcune malattie, e fui molto incuriosita da articoli di psicoterapeuti che sensibilizzavano all'approfondimento delle proprie emozioni per trovare le origini di alcuni malesseri.

Avevo cominciato a gettare un piccolo semino nel terreno della mia interiorità. Un semino che doveva fare i conti con l'incessante brusio della mente, che, scettica e maniaca del controllo, tentava di riportarmi su territori più conosciuti.

Natale in famiglia

Ad ogni modo, era bene che cercassi di accelerare il più possibile il percorso di guarigione perché si stava avvicinando il Natale, e per nulla al mondo avrei perso l'opportunità di trascorrerlo in Sicilia, con la mia famiglia. Quello sarebbe stato un Natale diverso per me, per tutti noi, e avrei avuto bisogno di tutto l'amore e il calore del nido per guarire e rimarginare le ferite del corpo e dello spirito.
Da quando mi ero trasferita al Nord, tipicamente il rientro natalizio corrispondeva con il 23 dicembre, sia per me che per la mia gemella Rosamaria, che aveva anche lei lasciato Bagheria per seguire la sua vocazione ingegneristica, trasferendosi a Roma.
Arrivare per l'Antivigilia ci consentiva di essere presenti, tutte noi sorelle, per la tradizionale preparazione degli "sfincioni", il piatto della tradizione del Bagherese "doc".
Lo *sfincione* è una pizza rustica a più strati, con alla base un impasto di pane tipo focaccia, sul quale viene appoggiato un letto di cipolle stufate e salsa di acciughe, uno strato ben spesso di primosale o tuma (un pecorino fresco) e una finitura di mollica di pane fresco, insaporita con salsa di pomodoro, olio, sale, pepe e origano. C'è anche una variante palermitana, che tralascio per fedeltà campanilistica.
Una vera prelibatezza, che trionfa sulle tavole delle festività natalizie, a partire dal 7 di dicembre. In questo periodo, il profumo degli sfincioni impregna l'atmosfera delle strade di tutta Bagheria, illuminate a festa.
Per me e le mie sorelle, erano giornate di lavoro no stop in panetteria. Mio padre, oltre a preparare gli sfincioni

per la vendita e per la famiglia, cuoceva nel forno anche quelli portati dalle clienti.

In paese, infatti, esiste ancora l'abitudine di mettere a disposizione teglie e forno a poco prezzo per consentire alle famiglie di autoprodurre il proprio sfincione. Il concetto è quello del forno sociale – o collettivo – che sembra stia tornando in auge ultimamente per ritrovare le vecchie tradizioni di condivisione di spazi e cibo (con effetti benefici anche su risorse e ambiente).

Quindi ci ritrovavamo circondati dalle donne che affollavano il negozio e letteralmente sommerse da pentolame e *tupperware* multicolore colmi di sughi e condimenti.

Da principio, quando papà gestiva il panificio con i suoi fratelli, le signore condivano i propri sfincioni da sé, dopo che la pasta gli veniva spianata sulla teglia da papà o dagli zii. Poi, quando papà ha rilevato l'attività e mamma e noi figlie abbiamo cominciato a collaborare, abbiamo cambiato questa abitudine: eravamo molto più veloci noi nel dividerci le clienti, sfilar loro dalle mani i pacchetti con i condimenti, accordarci sul modo per distinguere "proprio i loro sfincioni", e a smaltire le code.

Ovviamente non si poteva mettere in discussione l'ordine di apparizione per i turni, ma era letteralmente uno spasso assistere alle scene delle chiassose clienti che sgomitavano per assicurarsi il primo impasto (cioè quello lievitato di prima mattina, così da ridurre i tempi di attesa per la preparazione di quelli successivi) o l'infornata che, tempi di cottura e consumazione permettendo, consentisse loro di poter concludere il banchetto in tempo per la Messa di Mezzanotte.

Esalazioni di olio e fumo rendevano l'ambiente così

unto che per mio padre sfornare e distribuire le teglie in velocità era un esercizio di precisione ed equilibrismo con esiti non sempre riusciti.

In quelle circostanze, che avrebbero fatto ammattire chiunque, papà era un eroe di pazienza. Nonostante il ritmo della giornata, il caos, i tempi di lievitazione da monitorare e mille altri dettagli da tenere sotto controllo, che pure a tratti gli facevano salire un po' di ansia, non perdeva il buonumore, e ogni tanto si metteva addirittura a cantare e fischiettare.

Quella Vigilia, la mia gemella fece giusto in tempo ad atterrare che "volò" dritta al panificio. Vedendola, nostra mamma rimase di sasso e le intimò di tornare a casa, a letto, dove mi aveva lasciata qualche ora prima. L'aveva scambiata per me – conoscendomi, cocciuta com'ero, non si sarebbe sorpresa di trovarmi in panetteria, a sfidare me stessa e il mio corpo, pur di non mancare al tradizionale appuntamento con gli sfinciони.

In realtà, come potete immaginare, ero proprio a letto, impaziente di sentir tornare tutti quanti e farmi raccontare gli aneddoti del giorno. Non potevo sapere che quella stagione sarebbe stata l'ultima in cui tutta la famiglia si sarebbe riunita al lavoro per la tradizionale ricorrenza.

È così, il tempo. Nel corso della nostra vita, ci convinciamo che, anziché scorrere in maniera lineare, il tempo, sia caratterizzato da un moto circolare, permettendoci di tornare a rivivere quei momenti che non abbiamo potuto, per qualche motivo, assaporare.

I giorni a casa a Bagheria mi sono serviti come un toccasana. Erano anni che non approfittavo delle cure e delle attenzioni dei miei e delle mie sorelle. Mi sentivo una principessa – circostanza che in una famiglia di figlie

femmine è ben lungi dall'essere consueta. Ma soprattutto, in quei giorni insieme, ci siamo ritrovati compatti, e la forza d'animo della nostra famiglia ha avuto il sopravvento. Mai un giorno abbiamo fatto cenno alla malattia o ci siamo persi d'animo di fronte a questo "incidente di percorso".
Ognuno di noi, probabilmente, portava in cuore il suo turbamento, ma una volta insieme godevamo della compagnia reciproca, con allegria e vivacità.
È il nostro modo di reagire. Siamo state educate alla combattività e al controllo delle emozioni. Come quando, da piccole, di fronte alle piccole ferite, ad esempio dopo un capitombolo, mamma e papà, con *aplomb* serafico, ci guardavano e con un ampio sorriso ci chiedevano "L'hai preso il coniglietto?". Distraendoci e interrompendo sul nascere le lacrime che facevano capolino.

Una nuova casa, un nuovo lavoro, una nuova vita

Lo riconosco: nei mesi che seguirono l'operazione, non ero molto stabile emotivamente. Alternavo momenti di euforia e menefreghismo e tristezza e autocommiserazione. Sentivo che dovevo rimettermi in sesto, e riprendere la mia quotidianità mi sembrava il modo più veloce per lasciarmi tutto alle spalle.
Allo stesso tempo, però, il pensiero della malattia si faceva spazio nella mia mente. Soprattutto ogni qualvolta dovevo sottopormi agli esami di *routine*.
Ritirare gli esiti mi turbava moltissimo: non avevo il coraggio di aprire la busta. Ogni tanto cercavo di intuire le cifre, sforzandomi di leggerle controluce dalla busta chiusa, ma poi affidavo il compito ad Andrea.

Come si sente spesso dire, la malattia consente di rimettere in fila le priorità. Vero. Per me la priorità in quel momento era lasciare Torino, tornare a Milano e riunirmi ad Andrea. Avevamo appena comprato casa e avevamo un anno di tempo prima del rogito per rimettere in ordine la mia, anzi le nostre vite.

Era il 2011, un momento infelice per il mercato del lavoro in Italia. Non mi parve quindi vero ricevere la telefonata di un *head hunter* che stava cercando un profilo identico al mio per una posizione a Milano in un'azienda nel ramo della *animal nutrition*. Che strano, pensai fra me e me, poi prevalse l'ironia della sorte e risi tantissimo al pensiero che passassi "dalle quattro ruote alle quattro zampe"!

Le cose si stavano rimettendo a posto. Sei mesi dopo l'operazione avevo trovato un ospedale di riferimento a Monza, dal quale mi sarei fatta seguire nel tempo; avevo una casa nuova, un nuovo lavoro a Milano e, soprattutto, ero diventata zia di una bellissima bimba!

La nascita di Vittoria

Lasciata la Clinica di Torino, mi trovai a dover scegliere un oncologo che mi seguisse. Come accennavo, sono sempre stata circondata da medici in famiglia. La zia Paola, sorella minore della mamma, è una gastroenterologa, e si è sposata con lo zio Sebastiano, cardiologo. Di fronte alla diagnosi, gli zii sguinzagliarono tutti i loro contatti alla ricerca del miglior centro in Italia per la cura del tumore ovarico.

Mi ritrovai così al Reparto di Oncologia in Età Fertile del San Gerardo di Monza, in presenza di una oncologa molto conosciuta, la quale, prima di esprimere un parere sulla mia situazione, richiese un "*second look*". In gergo si tratta di una seconda operazione, in tecnica laparoscopica, con minima invasività, volta a valutare lo stato dell'area interessata, per escludere la presenza di una recidiva tumorale.

Un intervento tutto sommato di *routine*, per cui consigliai a mia mamma di rimanere con Rosamaria, che era in procinto di partorire e, dal momento che le possibilità di supporto a casa mia non mancano, mia sorella Daniela mi assistette in questa nuova prova.

Quella mattina in ospedale avevo appena finito le procedure di preparazione all'intervento, pronta per essere trasferita in sala operatoria, quando ricevetti una telefonata da mamma che mi informava che Rosamaria era entrata in travaglio. Caspita, le coincidenze da gemelle! Il pensiero delle nostre due vite parallele, in due momenti esistenziali totalmente diversi, accomunate da una circostanza così straordinariamente sincronica, mi ha colpita moltissimo.

L'emozione di diventare zia si impadronì di me e l'ansia dell'operazione si trasformò in irrequietezza per il timore illogico di non poter conoscere la mia nipotina.

Alle 6.30 del 23 maggio 2011, proprio quando i portantini avevano cominciato a sganciare la lettiga per il mio trasferimento in sala operatoria, è arrivata la sua prima foto.

Vittoria, capelli sparati e occhi brillanti, lasciava presagire che sì, sarebbe andato tutto bene. Pervasa da questa nuova felicità, mi sono affidata di nuovo alle mani dei chirurghi.

È buffo: nel bene o nel male, da sempre eventi importanti nella nostra famiglia capitano tutti insieme, quasi a rimarcare che, nonostante tutto, la vita continua ed è fatta proprio di momenti che si susseguono, in un ciclo incessante.

Il nuovo lavoro: una scelta sbagliata

Dopo essermi ripresa anche da questa seconda operazione, ero così focalizzata sull'urgenza di rientrare a Milano che mi sono andata a cacciare in una situazione lavorativa da incubo, sottovalutando i segnali inequivocabili di pericolo che lampeggiavano da tutte le parti. Rialzarsi, rimboccarsi le maniche, è per me una sorta di rito, l'unica strada che intravedevo per uscire quanto prima dal momento di difficoltà. L'unica salvaguardia dal dolore. Così, mentre il mio sé interiore cercava di elaborare nel silenzio, il mio sé esteriore era tutto indaffarato a progettare, a realizzare, a fare.
Quindi: a poco più di sei mesi dalla diagnosi di tumore, ero anche riuscita a trovare un nuovo lavoro. Non mi sembrava vero che al primo cv inviato mi avessero chiamata, cercando un *Marketing Manager* che avesse esperienza in multinazionali con diversi marchi e linee di *business*, parlasse inglese, gestisse *team* in un contesto di *business transformation* e potesse inserirsi facilmente in contesti culturalmente complessi.
Certo rimasi sorpresa, ma non più di tanto, del fatto che la Direttrice Responsabile al primo incontro di selezione mi facesse fare circa due ore di anticamera; fui stupita, ma non più di tanto, che in vista del terzo colloquio mi si chiedesse di presentarmi vestita in modo *casual*; e mi fece un po' specie, ma non più di tanto, che seguisse un *assessment* psicologico e un incontro informale con la Direttrice Responsabile alla macchinetta del caffè dell'azienda, assieme a parte del *team* che avrei dovuto

gestire, a selezione ancora aperta.
Ma la cosa che mi sembrò più strana, prima della firma del contratto e dopo cinque colloqui, fu la richiesta di portare in azienda una chiavetta USB con i lavori eseguiti nei miei precedenti posti di lavoro, in modo da inquadrare (ancora una volta) la mia professionalità.
Quello che definirei il mio sesto colloquio (neanche alla NASA…) si trasformò in un interrogatorio su come avrei risposto al mio responsabile se le mie idee dissentivano dalle sue, quali screzi avessi gestito in passato con le mie responsabili donne, e che linea avrei seguito con questo nuovo *team* in caso di divergenze.
Oggi mi intenerisco al ricordo della mia ingenuità di allora, ma in quel momento il mio raziocinio mi intimava di non fare i capricci e di non lasciarmi prendere dalle prime impressioni. La priorità era il rientro a Milano, riavvicinarmi ad Andrea e attendere la consegna della nostra casa.
"Non badare a queste cose. L'unica cosa che conta è tornare a Milano", mi ripetevo. "Andrea, la nostra casa, e poi, perché no, un bel bambino! Il peggio è passato, Mariarita. Ti aspetta una nuova vita, lontana dalla malattia e all'insegna della ricostruzione!"
Rimasi in azienda 5 mesi. Furono settimane orribili. Il mio sistema nervoso venne messo a dura prova dalla mia responsabile, che fin dai primi giorni aveva manifestato un irrazionale accanimento nei miei confronti, alternato a momenti di celebrazione pubblica per la mia efficienza e i successi ottenuti sul lavoro.
Una volta a settimana, durante gli allineamenti sui progetti, seguivano incontri interminabili che vertevano su argomenti molto privati. Spaziava dal suo interessamento al mio rapporto con mio padre a una sua generica

valutazione del mio comportamento con gli uomini. Se era in vena di argomenti più *fashion*, partiva con la critica sul mio modo di vestire e con suggerimenti, arricchiti da "schizzi" a matita, su quali *mise* avrebbero dato enfasi al mio corpo e alle mie forme.

Se, invece, mi trovava in riunione con il *team*, non esitava a chiamarmi a rapporto nel suo ufficio per una ramanzina sulla gestione del tempo e dei progetti.

Per non parlare della richiesta di continue trasferte (la sede di lavoro era Milano, ma la sede centrale dell'azienda era a 100 km di distanza da casa mia) e di riunioni arrangiate dalla sera alla mattina presso la sede centrale che cadevano come fulmini a ciel sereno, sconvolgendo le agende di tutti.

Dal canto mio, non paga dello *stress* che una situazione simile comportava al mio sistema nervoso, cercavo cocciutamente di fare sempre di più, consegnando progetti su progetti e spendendomi fino all'ultimo residuo di energia, per provare a questa donna che aveva assunto una professionista di livello, mica una qualsiasi che sarebbe scappata alla prima difficoltà.

Non dormivo più, non riuscivo a pensare ad altro che al lavoro. Gestire la relazione con la mia responsabile era diventata un'ossessione. Ero diventata una vittima di *mobbing*.

È molto sottile il lavoro che il *mobbing* (o *bossing* se perpetrato da parte del tuo responsabile) fa sulla psicologia della vittima; lavora nel profondo e tocca corde delicate, che hanno a che fare con l'identità e l'autostima, ma anche con la mortificazione e il senso di colpa. Il *mobbing* è una vera e propria violenza psicologica prolungata nel tempo, lesiva della dignità personale, che ha l'obiettivo di annientare un membro di un gruppo

attraverso umiliazioni e vessazioni.
L'obiettivo finale del *bossing*, nel mio caso, era quello di indurre la vittima alle dimissioni. Io ero in un periodo di prova, provenivo da un anno in cui avevo dovuto fare i conti con un tumore, avevo preso casa con Andrea e ci eravamo impegnati finanziariamente investendo tutti i nostri risparmi: le dimissioni per me non erano un'opzione.
Sono convinta che la capa avesse compreso benissimo le mie intenzioni e quindi, a un mese dalla fine del periodo di prova, mi convocò per una "chiacchierata" con la collega delle Risorse Umane.
Quel giorno in ufficio non si presentò nessuno del mio *team*. Di norma venivo informata in caso di assenza o permesso, anche solo per questioni organizzative. Stranamente quel venerdì mattina non squillavano neanche i telefoni.
In quei pochi mesi insieme mi sembrava avessimo costruito un buon clima di *team*. Io tengo moltissimo all'atmosfera di fiducia e di supporto reciproco che ci deve essere in una squadra, fin dai tempi degli *scout*.
Nel silenzio tetro di quella mattina, in attesa dell'orario della riunione, mi sentivo sul set di *Dead Man Walking*. Ovviamente la *cara capa*, a sua volta, aveva pensato bene di mantenere alta la suspense e si presentò con circa due ore di ritardo (sbaglio o è già successo? mi chiesi – ah, già, in occasione del mio primo colloquio…).
Con un sorriso beffardo e dopo un preambolo di ipocrisie, mi comunica che non avevo superato il periodo di prova perché non avevo soddisfatto le sue aspettative. La collega delle *Human Resources* era paralizzata dall'imbarazzo e farfugliò qualcosa su un risarcimento per il danno subito, un servizio di *outplacement* a

mia disposizione per aiutarmi nel ricollocamento, la mia indiscussa professionalità, che solo per motivi personali non aveva incontrato la migliore corrispondenza in, *bla bla bla...* Io non stavo più ascoltando.
Non riuscivo a capacitarmi né tantomeno a capire perché stava capitando a me, perché la mia vita aveva cominciato a girare storto, cosa avrei fatto adesso.
Raccolsi le mie cose, restituii tutti gli ammennicoli aziendali e, proprio come si vede nei film americani, fui accompagnata all'uscita.
Prima di salire in macchina chiamai Andrea: "Amore, sono fuori".
"Di già, bellissimo, così cominci presto il *weekend*."
"No Amore, sono fuori dall'azienda. Mi hanno licenziata."
Il silenzio accogliente di Andrea, come al solito, fu più consolatorio di mille parole. Perché in quel silenzio io percepii un sospiro di sollievo. Mi aveva vista patire troppo nell'ultimo periodo. La sua calma mi trasmetteva accettazione speranzosa e la sicurezza che avrei trovato una strada più adatta a me. E di questo incoraggiamento gli fui riconoscente.

Sono disoccupata

Mi risvegliai disoccupata all'alba di un laconico e napoleonico *5 Maggio*. Sentivo la disfatta pervadere tutto il mio essere. Provavo rabbia e vergogna per l'umiliazione. Il primo pensiero fu il timore del giudizio di genitori, parenti e amici. Come avrei fatto a raccontare loro che non ero riuscita a superare un periodo di prova, che nella maggior parte dei casi era una pura formalità? Cosa avrei potuto raccontare ai miei ex-colleghi, al cosiddetto *network*, per rientrare nel mondo del lavoro? Erano bastati quei pochi mesi per farmi perdere tutta la mia autostima e tutta la sicurezza in me stessa. Sono caduta in una tristezza profonda. La vergogna di presentarmi in pubblico era invalidante. E questo stato, molto provante per il mio sistema nervoso e per la quantità di cortisolo che mi era entrato in circolo con lo *stress* che vivevo, intossicava letteralmente i miei pensieri. La rabbia aveva il sapore della vendetta che lasciava spazio all'angoscia e al terrore per il futuro.

Avevo paura di tutto. Di trovarmi in giro da sola e dover sostenere un dialogo con uno sconosciuto o peggio con un conoscente perché alla domanda "E adesso che lavoro fai?" sarei entrata in un mutismo glaciale. Avevo paura di inviare un curriculum perché non avrei sopportato la domanda, in un eventuale colloquio, di approfondire le motivazioni che mi avevano portata fuori dall'azienda.

Avevo il timore di fare una telefonata di saluto cordiale, per ritornare nel radar di ex capi o ex colleghi e approfittarne per verificare se ci fossero possibilità di impiego presso le loro aziende.

UnBreakFast: un *network* per i non-occupati

Ancora una volta fu un angelo custode a lanciarmi la scialuppa di salvataggio.

La mia amica Maurizia, ingegnere, solitamente distaccata e controllata quando si tratta di affrontare momenti critici, era talmente in pena per me che non mi mollava un attimo e passava ore ad ascoltare al telefono i miei piagnistei.

Giusto un mese dopo la grande disfatta, invitò me e

Andrea alla festa del suo compleanno e mi fece conoscere Chiara, una donna straordinaria, un talento naturale per l'auto-motivazione e la positività. Una persona tanto determinata nella volontà di creare un mondo professionale basato sul merito, che ha fondato un'associazione volontaria che si preoccupa di dare voce e spazio a *manager* che si trovano in una fase di "*break*", voluto o subìto, dal mondo del lavoro.

UnBreakFast, appunto. Già il nome lo trovo geniale, comprende i valori della mission in poche lettere: ***Un*(-employed)-*Break*-*Fast***, che esprime l'idea di essere "non occupati" piuttosto che disoccupati, ma con la prospettiva che si tratti di un *break*, una pausa, e che si possa velocemente reinserirsi nel mercato del lavoro. Ma anche, giocando con le parole, che si possa continuare a contare su un legame non interrotto (***Unbreak**-fast*) con delle professionalità. E al mattino – che, come si sa, ha l'oro in bocca – di fronte a un buon caffè possono nascere idee e nuovi legami (*Un-**breakfast***).

Il fine di *Un-Break-Fast* è quello di ridurre al minimo il periodo di sospensione del lavoro. Da anni ormai l'Associazione ospita, ogni giovedì a colazione presso un bar milanese, *manager* e dirigenti che hanno temporaneamente sospeso l'attività lavorativa, per mantenere vivo il rapporto con il *network* e il confronto attivo tra chi vive la stessa esperienza. Inoltre, *UnBreakFast* favorisce la messa a punto del curriculum e l'acquisizione di nuove competenze attraverso percorsi di formazione e aggiornamento.

Le colazioni in *UnBreakFast* sono state il primo approccio con il mondo dopo il licenziamento. Il confronto con *senior* che avevano più o meno lo stesso vissuto, mi ha dato la possibilità di condividere paure, pensieri e sentimenti con chi poteva comprendere il mio stato d'animo. Assistere alle testimonianze altrui e poter, dal canto mio, raccontare la mia storia senza vergogna e in un clima accogliente, è stato il modo più sano di ricominciare a prendere coscienza di me e delle mie capacità.

Attraverso le storie di quegli uomini e quelle donne, che, pieni di vita e di progetti, si sono trovati nel disorientamento della disoccupazione, mi sono resa conto di quanto, in questo nostro tempo, riflettiamo nel lavoro la nostra identità. Di quanto forte sia in noi la convinzione che noi siamo quello che facciamo. Nelle nostre relazioni, nel nostro vivere quotidiano, al di là dei *cliché*, troviamo più conforto nel saper fare che nel saper essere. Come se le competenze e le *hard skills* definissero da sole la nostra personalità e determinassero il nostro valore in quanto persone.

Capita sovente che chi perde il lavoro si ammali o cada in depressione. Credo che il motivo predominante sia il sentirsi inutili, non produttivi (economicamente intendo). Quando non si è occupati dal ritmo scandito della *routine* casa-ufficio si libera una quantità di tempo incredibile e, a meno che non si riesca a trovare immediatamente l'occupazione che riempia il buco nero delle lunghe ore di inattività, si cade nel baratro del ruminio mentale e della svalutazione di sé stessi e della propria esistenza.

Quando è capitato a me, è stato un incubo. Non avevo fatto in tempo a riprendermi dallo *shock* della malattia che ripiombavo nel buio dello smarrimento. E come sempre nella mia oscurità trovavo una sola meta. Come una forza attrattiva potentissima, il richiamo delle radici tornò a riaffiorare e tornai a casa, in Sicilia.

Un'estate siciliana

Era cominciata l'estate e potevo quindi sfruttare al massimo quella opportunità. Erano passati dieci anni dall'ultima estate da studentessa e non mi si sarebbe ripresentata facilmente un'occasione simile. Questa volta però vivevo il rientro come il ritorno del perdente. Trovavo davvero difficile sostenere una conversazione con i miei genitori o con i miei zii. Erano tutti preoccupati per me, solamente per me, non per il lavoro, ma io percepivo quella preoccupazione come una pressione pesantissima.
Una mattina mi sono accasciata per terra tremante e incosciente. Ero in preda a un attacco di panico, riconosciuto prontamente dalla zia Paola, che accorre a ogni nostro malessere da quando siamo nate.
Mi fece una iniezione di tranquillante e mi calmai.
Un attacco di panico non lo avevo mai avuto. È stata un'esperienza terribile, che ricordo come una perdita totale di controllo della mia persona, delle mie reazioni fisiche, con un senso di oppressione e di angoscia fortissima.
Gli attacchi di panico sono proprio come delle scariche – fisiologiche direi – che intervengono al culmine di un periodo stressante. Alcuni eventi della vita possono fungere da fattori precipitanti proprio per la carica di ansia e di preoccupazione per il futuro che comportano. Tra le situazioni più frequenti, oltre alla perdita di una persona cara o alla malattia, ci sono le preoccupazioni economiche o lavorative.
Secondo alcuni, anche il matrimonio o una convivenza

possono causare degli attacchi di panico, ma non so se sono d'accordo. Probabilmente però dipende tutto dalle esperienze personali, dal carattere, fattori così.
Io mi sono stupita del tempismo e della casualità dell'attacco, sopraggiunto all'indomani del mio arrivo in Sicilia. Come se in quel luogo mi fossi sentita più vulnerabile e avessi abbassato tutte le difese, ma anche al sicuro, protetta anche in caso di crisi. Ero a casa, figlia, nella mia fragilità e in lotta con me stessa tra la vergogna e il desiderio di conforto. Un desiderio che faticavo ad accettare con la mente ma di cui avevo un bisogno vitale nel cuore.
È stata un'estate amabile. Vittoria aveva appena compiuto un anno e scorrazzava in giardino, vivace e capricciosa, come una trottolina. E una nuova nipotina, Daria, figlia di mia sorella Giusi, era arrivata da pochi mesi a rallegrare le nostre giornate.
Il suo bel visino, incorniciato dai riccioli biondi, diventava serafico quando dormiva. Guardandola, ancora oggi, vedo in lei il sonno dei giusti, quello dei puttini, e mi trasmette la stessa calma ritmica delle onde del mare.
La famiglia si consolidava e io trovavo un nuovo ruolo: la zia dispettosa e ribelle, quella delle capriole e degli abbracci, delle avventure matte e delle chiacchiere infinite.

In vacanza con i miei

Quella del 2012 è stata anche la prima estate in cui ho fatto una vera vacanza con mamma e papà. In assoluto, nella vita. Il lavoro di panettiere di papà non gli permetteva giorni di ferie e chiusure estive. L'unico giorno di cler abbassata, dopo anni di lotte da parte di mamma, era il Ferragosto.

Quel giorno, le mie sorelle e io aspettavamo con ansia che papà tornasse dal panificio, dove comunque andava per riempire la fornace di legna e mantenere il fuoco vivo fino all'indomani mattina, quando il forno ritornava in funzione, per saltare in macchina e raggiungere Baucina, un paesino in campagna, dove suo fratello Rosario aveva una casa di villeggiatura.

Come qualsiasi famiglia siciliana che si rispetti, l'albero genealogico degli Sciortino è piuttosto ramificato, e con prima linea, seconda linea e annessi e connessi si fa presto a raggiungere numeri da cerimonia.

Noi oscillavamo dai 20 ai 40 consanguinei, a seconda dell'annata e dei "turni" degli inviti tra consorti che, come tradizione vuole, prevedevano di passare ad esempio il Natale un anno a casa dello sposo e un anno in quella della sposa.

Noi d'estate eravamo sempre a Baucina, con i cugini nostri coetanei e la simpatica zia Letizia. *Nomen omen*. La zia è una battuta continua, anticipata e inframmezzata da risate così sonore e contagiose che si fa fatica a comprendere il senso della battuta e si ride fino alle lacrime solo per le espressioni del suo viso.

Quindi quell'anno niente Baucina: i miei genitori e io ci consentimmo la prima vacanza della nostra esistenza. Ero così poco preparata a una simile occasione da essere quasi imbarazzata in loro presenza. Perché i miei, fuori da casa loro, diventano dei bambini. Non sanno cosa vogliono, perché fondamentalmente gli va bene tutto, e si affidano totalmente all'iniziativa di chi li accompagna. Sono di una modestia disarmante e quindi non c'è bisogno di preoccuparsi di trovare il ristorante 5 stelle su *Tripadvisor* o di andare alla ricerca della spiaggia più

taggata nei *social* o macinare chilometri per soddisfare le loro brame culturali.
Le loro no... ma le mie sì. E fu davvero esilarante vederli rincorrermi in quella settimana alla scoperta di una delle perle italiane poco conosciute e battute: la costa calabra da Soverato a Capo Rizzuto. Ogni giorno una nuova scoperta.
Quella settimana in residence a Soverato è stata un regalo, il più bello che la mia amica Pina potesse farmi, dopo quello di insistere per prenotarmi la visita ginecologica. Sì, la stessa Pina. Perché oltre a manifestare il più grande amore nei miei confronti, un amore di madre quasi, mi diede la possibilità di scoprire i miei genitori, vederli da vicino, nei panni di esseri umani, con emozioni e sentimenti, gioie e sorrisi, sereni, in vacanza, senza pensieri.
Alla fine dell'estate, ero pronta per il rientro a Milano e per affrontare il banco di prova della ricerca di un nuovo lavoro. Avevo ritrovato la forza e il coraggio per ributtarmi nella mischia e provare di nuovo a dire la mia.

Curriculum Vitae

Chiara di *UnBreakFast* mi aiutò nel riordinare le idee per riscrivere il mio *curriculum*.
Non è un caso che il documento che riporta l'*excursus* delle esperienze di un individuo si chiami *Curriculum Vitae*. Lo spessore di un lavoratore si rivela sia attraverso la carriera professionale, le *job description* e le aziende in cui si è lavorato, sia attraverso la forma che si dà alla propria storia, alle scelte stilistiche della suddivisione degli argomenti e alle parole selezionate per descrivere sé stessi. Il proprio cv è *personal branding* in sé

e per sé, e avere un consulente che ci aiuti nel redigerlo è utile per far emergere le informazioni rilevanti.

Se un *curriculum* è ben fatto e risponde in modo pertinente all'annuncio, ci sono alte probabilità che si venga contattati. Per avere un'idea statistica, ricevere 12 chiamate per un colloquio ogni 100 *curriculum* inviati è già un'ottima percentuale.

Io ne avevo spediti poco meno di trenta (che non sono pochi!) e ricevetti otto telefonate.

Una volta preparato un buon documento di presentazione, averlo letto corretto e riletto, bastava inviarlo via *e-mail*, in risposta a un annuncio, in modo neutro e impersonale. Lo scoglio vero era il *colloquio*. Ed evidentemente, dall'esito che ebbi dai colloqui sostenuti in seguito all'invio del *curriculum*, non ero ancora pronta.

Nonostante mi sentissi una leonessa, preparassi il mio *storytelling* allo specchio e lo provassi in mente mentre mi recavo all'appuntamento, doveva esserci qualcosa di negativo nella mia comunicazione non verbale che giungeva forte e chiaro alla percezione sensibile del *recruiter*.

Questo succede anche quando il colloquio avviene da occupati, certamente. Ma credo che il disoccupato parta sempre in salita, impacciato, sulla difensiva, preoccupato di come rispondere alle domande scomode, su di giri e impaziente di ricollocarsi. Temo che tutti questi segnali vengano interpretati, in sede di colloquio, come senso di insicurezza e inadeguatezza.

Una volta un amico mi ha detto che *"il miglior momento per trovare un lavoro è quando non lo stai cercando"*. Paradossale ma vero, perché nella ricerca c'è ansia, nella non ricerca di solito c'è autenticità, naturalezza, sicurezza e disinteresse.

Ma come potevo io vestire i panni della sicurezza, dell'equilibrio e della determinazione quando ero così fragile, in quel momento, da temere di rovinare l'ennesima buona occasione?

I metodi del *coaching*

Mi aveva chiamata un'azienda fantastica, con il ruolo giusto per me, finalmente. Avevo fatto di tutto per far arrivare il *curriculum* alla scrivania dell'HR, rispondendo all'annuncio e cercando l'intermediazione di ex colleghi che lavoravano lì.
Era il gennaio 2013, l'inizio di un nuovo anno, il momento migliore per ricominciare – e non avevo nessuna voglia di perdere.
Impugnai il telefono e chiamai Massimo, *coach* di *UnBreakFast*, il secondo, dopo Chiara, a cui chiesi aiuto. Chiedere aiuto. In un momento di difficoltà è il primo atto di legittimazione del proprio bisogno e il più maturo gesto di coraggio che ci si possa mai concedere. Ma io quel coraggio faticavo ad averlo.
Massimo attendeva paziente, da tempo, che gli facessi un cenno. Aveva ben visto in che stato emotivo ero e non rimase sorpreso quando, con la gola secca e la voce rotta dall'imbarazzo, gli chiesi la possibilità di prepararmi al colloquio che avrei dovuto sostenere da lì a una settimana.
"Un *coach* è un allenatore," mi dicevo. "Lui potrà farmi allenare con metodo e, prova che ti riprova, riuscirò a prepararmi per l'incontro."
"Allora, vediamo un po', raccontami quali sono le tue competenze" iniziò Massimo.
"Non lo so, io non so fare niente Massimo, davvero!"

"Bene, allora cominciamo con un bell'elenco di 600 cose che sai fare."
"In che senso?"
Tra me e me pensavo che non avrei mai potuto mettere giù un numero così elevato di competenze, perché per me le "competenze" in senso stretto erano le abilità professionali, e davvero faticavo ad attribuirmene così tante.
Massimo sorrise, accarezzandosi la barba, e cominciò a elencare: "attraversare la strada; fare di conto; nuotare; usare *power point*; cucinare il pesce".
La mia prima lezione era proprio lì, in quelle parole. Io avevo un sacco di abilità, solo che in quel momento vedevo solo ciò che mi mancava, più che ciò che possedevo. Mi mancava il lavoro, vero, ma io ero innanzitutto una persona con una innumerevole quantità di risorse che aspettavano solo di emergere.
Nel momento in cui cominciai a buttare giù il mio "*Elenco delle competenze*", ne scrissi all'incirca 200. Il numero non aveva nessuna importanza, in quel momento stavo facendo un passo importante verso l'acquisizione di un più alto grado di autostima e di fiducia in me stessa.
Consiglio a tutti questo esercizio nei momenti in cui ci si sente più deboli e si rischia di scivolare nell'auto svalutazione, dando un messaggio molto negativo al nostro inconscio.

ELENCO DELLE COMPETENZE
(Aggiungi il tuo Elenco delle Competenze)
1._____
2._____
3._____
4._____
5._____
6._____
7._____

Il mio allenatore mi portava a focalizzare sempre di più: come nello studio della prospettiva, stavamo cercando il punto di fuga. E, in effetti, più tracciavo linee e definivo coordinate, più entravo in profondità; più mi avventuravo, più il quadro prendeva forma e gli elementi a contorno rimanevano, appunto, a contorno.

All'Elenco delle Competenze seguì la *"Margherita del Progetto"*.

L'obiettivo era di disegnare una margherita e di scrivere nella corolla il progetto, che, nel mio caso, era quello di trovare un nuovo lavoro. A caratteri belli grandi e definiti. Intorno alla corolla cominciai a delineare i petali al cui interno avrei cominciato a trascrivere le competenze "funzionali" al raggiungimento del mio obiettivo. Alcune erano delle competenze più strettamente legate al mondo lavorativo; altre si potevano configurare come dei talenti innati, che facilitavano il raggiungimento dell'obiettivo. Altre ancora delle abilità, dette anche "*soft skills*", che assieme alle prime due concorrevano a creare le migliori condizioni perché si realizzasse il progetto che avevo definito.

MARGHERITA DEL PROGETTO
(*Componi la tua Margherita del Progetto*)

Un lavoro che ricordo con particolare vividezza è stato un test di valutazione del mio profilo comportamentale. Ciò che ne è risultato mi sorprende ancora oggi perché è una relazione precisa di come io rispondo (dovrei dire rispondevo) a diverse situazioni, sfide e compromessi che mi si presentano quotidianamente.

Vi ho trovato informazioni molto importanti come, ad esempio, quali sono quelle sfere di attività che mi motivano di più, o quali sono i mei comportamenti automatici, spontanei, di fronte ad alcune situazioni dai diversi gradi di complessità.

Penso che tutto ciò che aiuta a prendere maggiore consapevolezza di noi stessi ci è utile e ci dà l'opportunità di scoprire aspetti della nostra personalità che possono sorprenderci o addirittura risultarci insoliti.

Nelle nostre conversazioni, Massimo faceva delle domande mirate e io parlavo per libere associazioni, a volte non seguendo un filo predefinito. Ma lui sapeva dove condurmi.

Un quarto passaggio importante del nostro percorso fu il riconoscimento di un'icona di *empowerment*. Un simbolo, un oggetto, a cui riconoscevo un valore particolare perché mi trasmetteva fiducia e sicurezza.

Subito mi si dipinse nella mente l'immagine delle scarpette rosse, di vernice, indossate per la prima volta a Londra, durante una serata di puro divertimento con le amiche italiane che avevo conosciuto appena arrivata in città. Quella serata mi aveva iniziata alla presa di coscienza della mia femminilità e del potere che ogni donna ha se si affida al proprio istinto, con fiducia e disinvoltura.

Oggi indosso ancora con orgoglio le mie scarpette rosse quando ho degli incontri importanti, sia al lavoro sia

nelle relazioni. Sono come le scarpette di Dorothy, la protagonista del *Mago di Oz*.
Per me hanno lo stesso potere magico, e credo che questo valga per tutte le donne, dal momento che sono diventate a pieno titolo il simbolo della dignità e del valore femminile, la voce contro la violenza e i maltrattamenti che molte donne sono costrette a subire tra le mura domestiche e non solo.

L'OGGETTO CHE MI DÀ I SUPERPOTERI
(Indica un oggetto, un simbolo, un'icona che ti fa avere i superpoteri)

Gli incontri con Massimo miravano a farmi riconoscere e valorizzare il mio potenziale personale e professionale e, contrariamente alle mie aspettative, mai una volta abbiamo simulato un colloquio.
Anche questa volta il mio istinto mi aveva guidata verso la soluzione per me più promettente in quel momento. Avvalermi degli strumenti del *coaching* è stato essenziale per superare brillantemente i colloqui di selezione.
Ce l'avevo fatta, ero di nuovo una "occupata", una lavoratrice produttrice di reddito.

Il tumore di papà

Erano passati 13 mesi da quando avevo perso il lavoro e, in linea con quanto avevo appreso in *UnBreakFast*, la statistica aveva avuto una precisione scientifica. Sembra, infatti, che il tempo necessario per trovare una nuova occupazione oscilli dai 12 ai 14 mesi. Aborro la statistica. A me piace pensare che era arrivato il momento "buono per me": da un lato mi ero esercitata a riprendere sicurezza in me stessa, dall'altro negli ultimi mesi avevo avuto la possibilità di dedicarmi a tempo pieno alla mia famiglia.

Mio papà si era nel frattempo ammalato di tumore alla vescica, e avevamo deciso di affidarci a un noto ospedale di Milano.

Tutto iniziò in occasione nella nostra prima notte nella famosa nuova casa. I miei erano saliti a Milano per darci una mano nel *weekend* di Sant'Ambrogio, quando potevamo più comodamente organizzare il trasloco.

Papà aveva appena lasciato il panificio in gestione a un valido e giovane imprenditore, dopo 55 anni di onorata carriera e dopo un sofferto periodo di profonda riflessione.

Era già da qualche mese, infatti, che la sua allegria si era come impallidita ed era emerso un turbamento così insolito per noi, abituate a vedere papà sempre sorridente. Io penso che si fosse reso conto di non avere più le forze per continuare nell'attività e che, al contempo, tale presa di coscienza fosse accompagnata dall'inevitabile consapevolezza che la storia del panificio si chiudesse lì, con lui ultimo testimone dell'impresa di famiglia.

L'attività di panificazione era stata inaugurata dal mio bisnonno Gioacchino negli anni '20 del secolo scorso. Dal momento che aveva 11 figli (e quindi 11 bocche da sfamare) aveva pensato bene, negli anni successivi alla fine della Grande Guerra, di avviare un forno.

Il nonno Giuseppe, detto Pippino, fu impiegato come

fornaio nella Sussistenza della caserma di El Alamein, durante l'impresa africana di Mussolini, negli anni '30. Tornato dall'Africa con gravi problemi polmonari, in piena Seconda guerra mondiale, riprese a lavorare nel forno del padre, assieme ai suoi fratelli. L'attività era piuttosto florida, dal momento che, in guerra, forse il pane era l'unica cosa che non mancava.

Ritornato in salute, nonno Giuseppe era determinato a sposare la sua fidanzata, la nonna Rosa. In realtà era piuttosto impaziente, diciamo, e così i due innamorati misero in atto la cosiddetta *fuitina* – la "fuga repentina", che si ha quando la coppia consuma anticipatamente il matrimonio, spesso complice la famiglia che era così dispensata dall'organizzazione, e dai relativi costi, della cerimonia. Rosa e Giuseppe diedero alla luce, tra il 1937 e il 1949, quattro figli maschi. E nel 1951 nonno Giuseppe inaugurò un suo panificio.

Mio padre racconta sempre che cominciò a lavorare nel forno a 11 anni (era nato nel 1946), assieme a due dei suoi fratelli, i maggiori. I quali, arrivati alla pensione, decisero di vendergli le loro quote.

Il dibattimento interiore di mio padre era quindi complicato dalla responsabilità di interrompere un'attività familiare di quasi 100 anni e, al contempo, dalla sua irrevocabile decisione di non permettere alle sue figlie (noi sorelle) di subentrarvi, convinto che quella della panificazione non fosse un'attività per le sue donne, che dovevano crearsi un futuro diverso e prendersi cura del proprio focolare domestico.

Tali riflessioni erano appesantite dalla preoccupazione di lasciare i propri clienti in mani "estranee". Nell'ultimo periodo aveva scoperto, con grande delusione, di non potersi fidare neanche di chi, tutti i giorni per tanti anni, lo aveva affiancato nella produzione di pane e prodotti da forno. Il mastro panettiere aveva mostrato tutta la sua vigliaccheria quando, sorpreso a rubare farina, uova e zucchero che rivendeva in un mercato parallelo, aveva dapprima negato l'evidenza e ammesso poi, con irrispettosa insolenza, che quei furti gli servivano per arrotondare uno stipendio che, proprio per la cura e le attenzioni che papà riconosceva a quel mestiere, era già fuori mercato a Bagheria e dintorni. E quindi papà si trovò a licenziare il suo unico collaboratore e a occuparsi da solo del negozio, finché non riuscì a trovare un fornaio a cui cedere l'attività.

Ma quei mesi furono molto faticosi e stancanti. Assorto nei suoi doveri, mio padre deve aver sottovalutato per lungo tempo i segnali che il corpo gli dava.

Quella mattina del 7 dicembre, alle ore 7.00, il telefono squillò e Andrea e io, assonnati e ancora stremati dal lavoro massacrante del trasloco, abbiamo intuito dal tono di mia madre che era capitato qualcosa di grave. Papà aveva passato una notte tra dolori lancinanti, tali da far pensare a qualche calcolo renale.

Invece i referti ecografici e le analisi eseguite al Pronto Soccorso preannunciavano il ritorno di una storia già vissuta.

Si trattava di un carcinoma uroteliale vescicale ed uretrale infiltrante, che aveva colpito la vescica e fatto andare in necrosi il rene. Dapprima si rese quindi necessario intervenire con la rimozione del rene e la pulizia della zona relativa alla vescica.

Per un intero anno papà si è pazientemente prestato alle cure e agli interventi che necessitavano, data la grande aggressività del tumore. Tutte le volte che tornava in camera dalla sala operatoria, ai primi cenni di risveglio, ci accoglieva con un sorriso smagliante e la battuta di rito *"Grazie a' Diu, c'ha ficimu puru stautra vuotà"*, anche stavolta con l'aiuto di Dio ce l'abbiamo fatta. Medici e infermieri erano stupiti della sua capacità di ripresa, insolita per un uomo di 67 anni.

In ospedale si erano abituati ormai a ritrovare il "Signor Sciortino" in corsia a cadenza regolare. Sì, perché papà sperava sempre che ogni volta in cui tornava a Milano per i controlli di rito durante le cure chemioterapiche fosse l'ultima, e invece si trovava sdraiato nella lettiga chirurgica poche ore dopo.

L'obiettivo, non unanime nell'équipe (anche questo di antica memoria per me), era quello di "salvare la vescica", o quello che ne rimaneva, e tentare di salvaguardare il lavoro della parte di uretere ancora sano.

Ricordo che il primo controllo post-operatorio coincideva con il giorno del compleanno di papà, 15 maggio, circa due mesi dopo l'intervento di asportazione del rene. Papà, contentissimo, era arrivato a Milano con la mamma. Si sentiva un leone, come asserisce sempre lui, e festeggiammo i suoi 67 anni nella nostra casa nuova, sistemata alla bell'e meglio, con tanto di torta e soffio delle candeline.

Al controllo, il giorno dopo, i medici non gli consentirono neanche di lasciare l'ospedale: lo ricoverarono d'urgenza perché il tumore era tornato a infestare la sua povera vescica.

Giusto il tempo di concedersi, a casa nostra, un po' di convalescenza, che impaziente voleva tornarsene in Sicilia, al suo quotidiano, nella sua campagna, dove riprendere le forze proprio come un leone ferito. Seduto in poltrona, solo la lettura di tutti i libri di "Montalbano" ebbe il potere di intrattenerlo i giorni

necessari.
Dopo più di un anno di tentativi falliti, la vicenda di papà si è chiusa con l'asportazione della vescica che, sebbene gli abbia procurato un fastidio organizzativo con la sacca di raccolta dell'urina da gestire, gli ha concesso la libertà di muoversi nel contesto sociale e, soprattutto, la possibilità di continuare a vivere e dedicarsi alle sue passioni.

In Pirelli con un nuovo capo: Ernesto

Sarebbe stato praticamente impossibile assistere lui e mamma nelle varie fasi di ospedalizzazione e nelle cure se fossi stata impegnata a tempo pieno con un lavoro. Ancora una volta la rocambolesca casualità della vita svelava una capacità di organizzazione sorprendente. Nel complicato puzzle della mia realtà ogni cosa è andata a posto, sempre, e nel momento più opportuno. E così è stato anche in questa circostanza.
Dicevamo quindi che dopo tutto il *coaching* con Massimo, il 16 giugno del 2013 feci il mio ingresso in Pirelli e mi sembrò di varcare l'entrata di un tempio. La famiglia è infatti nota per la sensibilità nei confronti dell'arte e del design, e a Milano ci sono diversi edifici a testimoniarlo.
La sede dell'*Headquarter* dove avrei lavorato io, nell'area della Bicocca, è un meraviglioso esempio di architettura industriale, grazie alla riuscita riconcettualizzazione della torre di raffreddamento della vecchia fabbrica, che ha dato vita a uffici, sale riunioni, *auditorium*.
La mia prima impressione è stata quindi di meraviglia e grandiosità.
Il mio nuovo capo, Ernesto, poi, era un simpatico e

altissimo quarantenne spagnolo, dallo sguardo intelligente e vivace e dai modi affabili e coinvolgenti. Nulla a che vedere con l'ultima esperienza! Mi aveva ispirato simpatia fin dal primo (e unico) colloquio. Ho sentito subito che si era creato un *feeling* particolare, che è rimasto intatto nel tempo. Come se sapesse già cosa mi passasse per la testa e condividesse in pieno il mio modo di esprimermi e i miei punti di vista sui temi trattati durante la nostra conversazione.

Ho scoperto con il tempo che era sposato con una meravigliosa donna siciliana, e anche questa coincidenza mi fece specie. Anche perché era stata preceduta da un'altra circostanza significativa.

Avevo risposto all'annuncio per le vie ufficiali e, al contempo, avevo seguito il consiglio di Chiara di *UnBreakFast* di attivare il *network* per far pervenire il mio *curriculum* anche attraverso vie più informali. Così feci e rimasi sbigottita quando, in fila in aeroporto a Saragozza, mi imbattei in Michel, un ex collega spagnolo. Ero stata a trovare degli amici ad Aoiz, un piccolo borgo nei pressi di Pamplona, che mi avevano consultata per promuovere il Beti Jai, lo storico albergo-ristorante fondato dai genitori di lei, mentre Mic era andato a trovare la sua fidanzata, come faceva tutti i *weekend*.

Con Michel ci eravamo salutati cordialmente circa due anni prima, quando avevo lasciato Fiat, e non avevo avuto più sue notizie. Mi sorprese moltissimo perché, nel corso della nostra conversazione, capii che aveva saputo della mia disavventura lavorativa da una mia collaboratrice e, *sua sponte*, aveva deciso di segnalare il mio nome a un suo amico spagnolo, il mio futuro capo, raccomandandosi di ricordarsene qualora avesse avuto bisogno di esperti di *marketing*.

Che magnifico gesto! Lui, così discreto, con quel gesto spontaneo aveva avuto un ruolo così importante nella mia ricollocazione lavorativa.

Anche Mic stava attraversando un periodo molto delicato: la sua fidanzata si era ammalata di un tumore molto raro, ed era rientrata in Spagna per curarsi. Evidentemente, si crea una fortissima empatia tra chi vive il dolore e convive con la coscienza di quanto bene può procurare a un'altra persona un pensiero positivo o una buona azione disinteressata. Non sarò mai grata abbastanza a Michel per quanto ha fatto per me e sono convinta che abbia ricevuto una ricompensa più grande ancora nel benessere e nella felicità che oggi vive con la sua famiglia.

Ecco, dicevo, il primo giorno in Pirelli mi sentii finalmente al mio posto. Era bastato sedermi alla scrivania per cancellare letteralmente i mesi di frustrazione e ansia vissuti. Se dovessi stilare una graduatoria del mio personalissimo *"Best place to work"*, a ragion veduta metterei al primo posto Pirelli. Per il confort e l'eleganza degli ambienti e per il *welfare* aziendale, certo, ma anche per il clima e la qualità delle relazioni e per lo spirito di appartenenza che lega ciascun collaboratore alla celebre P lunga. Il tipico posto di lavoro in cui si può restare se si è giunti a prendere coscienza di un sano e non banale *"worklife balance"*.

Questa è la tua personalissima esperienza, si potrebbe obiettare, magari influenzata dal tuo vissuto precedente. Di certo è così, ma anche alla luce di quello che mi successe dopo, posso con ragionevole sicurezza dire che non avrei saputo come gestire la situazione se non fossi stata in un contesto dove la persona ha davvero un valore.

Basti pensare che in azienda c'è un ambulatorio medico del San Raffaele, dove tutti i dipendenti possono accedere per effettuare analisi, approfondimenti diagnostici e visite specialistiche. Per me fu una scoperta fantastica, perché dovendo tenere sotto controllo i marcatori tumorali, anche solo l'idea di una comodità simile mi rasserenava moltissimo: niente richieste di permessi, code negli ambulatori, corse per rientrare in ufficio...
Quando, oltre alla vita lavorativa e familiare, entra in gioco anche la vita sanitaria, ogni elemento facilitante è apprezzato come un vantaggio impagabile per quadrare il gioco di incastri tra gli impegni quotidiani. E io sono una maestra nell'ottimizzazione dei tempi e degli spostamenti... mi sembra sempre che la vita sia troppo breve per non viverla intensamente e Dio solo sa quanto questo metta a dura prova la pazienza di Andrea!
Ad ogni modo, inaugurai al meglio il *benefit* aziendale: ritirai i risultati delle analisi del sangue e mi raggelai. I marcatori tumorali erano schizzati alle stelle, stentavo a credere ai miei occhi. Avevo fatto la TAC solo cinque o sei mesi prima e non c'era segno alcuno di anomalie. Presa dal panico chiamai Andrea e mi costò moltissima fatica frenare le lacrime, mantenere il controllo, informarlo della triste verità che stava prendendo forma allora come tre anni prima.
L'incubo era tornato – l'avrebbe poi confermato anche il confronto con l'oncologa.

Il ritorno dell'incubo

Quello che mi sorprende, quando ci sono da gestire situazioni che potrei definire "gravi", è la mia capacità di focalizzarmi su particolari operativi e apparentemente

di poco conto. Come se il mio cuore si mettesse in pausa, al riparo da emozioni forti, e lasciasse spazio alla mia mente, che immediatamente si attiva alla ricerca delle soluzioni. In quel preciso momento, ciò che mi preoccupava maggiormente era comunicare al mio capo che a causa di una "recidiva di tumore ovarico al peritoneo" avrei dovuto assentarmi dal lavoro e sottopormi a un intervento chirurgico, sperabilmente in laparoscopia. Questa tecnica, meno invasiva, mi avrebbe consentito di recuperare più velocemente ma comunque, nella migliore delle ipotesi, mi sarei assentata per un po'.
Mi vedevo già, a pochi mesi dall'inizio del nuovo impiego, quasi al termine del periodo di prova di un contratto della durata di un anno (perché quella è stata la formula trovata dall'azienda per assumermi), annunciare il ritiro per malattia a tempo indeterminato.
Mi presentai nel suo ufficio in uno stato di totale prostrazione e disperazione. Finito d'un fiato il mio racconto, riuscii finalmente a sollevare lo sguardo. Ernesto mi guardava amicale e sorridente.
"Tutto qui? Non preoccuparti, pensa a ristabilirti presto. Noi ti aspettiamo qui."
Che sollievo quelle parole!
Decidemmo che avremmo lasciato la notizia riservata e valutato in un secondo momento se informare l'ufficio delle Risorse Umane. Dal canto mio, per limitare al massimo possibili sospetti che una mia prolungata assenza avrebbe potuto sollevare, concordai con i medici di operarmi il 23 dicembre, confidando nella capacità di ripresa del mio corpo, e tornare in azienda al rientro delle vacanze di Natale, il 7 gennaio.
Lascio al non detto tutte le considerazioni che si pos-

sono fare per il secondo Natale della mia vita vissuto alle prese con la malattia. Voglio invece ribadire il magico potere dell'intenzione. Il messaggio che avevo trasmesso al mio organismo era arrivato a ciascuna cellula del mio corpo e queste, come delle api laboriose, avevano riparato al meglio i tessuti coinvolti, consentendomi di rientrare al lavoro il prima possibile.

Ma non avevo fatto bene i conti, purtroppo. Questa volta l'esito dell'esame istologico è stato impietoso. Come mi disse l'oncologa alla visita post-operatoria qualche settimana dopo, si trattava di un tumore maligno che aveva interessato il peritoneo ed era necessario un trattamento chemioterapico adiuvante. Non ci fu neanche bisogno di esprimere la domanda di rito: la dottoressa mi anticipò che avrei perso i capelli e che sarebbe stato necessario cominciare i cicli quanto prima. Buffo, in quel momento non mi venne neanche in mente di approfondire con delle domande mirate gli aspetti relativi alla cura, agli effetti collaterali, alle possibilità di riuscita e di ripresa. L'unica domanda che feci fu: "E adesso come faccio con il lavoro?". Ero riuscita a nascondere la verità sulla mia salute e sulla mia patologia ma trovavo difficilissimo nascondere il mio stato una volta cominciata la terapia. Mi vergognavo tantissimo.

Stavo ripetendo la modalità "fuga" a cui il mio protettivo sistema nervoso era così avvezzo di fronte alle emozioni difficili: tipicamente paura e vergogna. E così, di fronte al turbamento per il mio futuro e la mia sopravvivenza, mi sembrava utile focalizzarmi su qualcosa di certo, di concreto e controllabile come poteva essere appunto il lavoro. Occupare la mia mente con una distrazione è la via che inconsciamente trovo per

proteggermi dalla sofferenza, come capita a molte persone del resto.
Cominciai la chemioterapia il 14 febbraio, di giovedì. La mia idea era quella di prendere solo 2 giorni dal lavoro e provare a rientrare il lunedì mattina.
Andrea e io arrivammo in ospedale dopo una notte insonne. In macchina non scambiammo una sola parola. Qualcosa di grande e pesante incombeva su di noi, ma non riuscivamo a capirne la portata. Mi ero preparata, quella mattina, con una bella rivista di *Vanity Fair*, un libro e, solo all'ultimo momento, aggiunsi un bel quadernetto a righe, dalla copertina plastificata di colore viola, dove prendere appunti di quanto mi avrebbero detto medici e infermieri.
Per pura coincidenza, in quel numero di *Vanity Fair* si parlava di Wondy, la giornalista scrittrice Francesca Del Rosso, che in quel periodo stava affrontando, anche lei, le cure per la recidiva di un tumore al seno che l'aveva colpita qualche anno prima. Nel suo *blog*, *Le chemio avventure di Wondy*, con grande ironia, Francesca si travestiva in *Wonder Woman* e, con i suoi super poteri, affrontava le sfide della malattia.
Questo modo scanzonato di guardare al percorso tortuoso che anch'io mi accingevo ad affrontare mi rassicurava, e mi incoraggiò moltissimo a scrivere i miei pensieri.
Cominciai così il mio diario e le mie "bombazze", il nome in codice che davo alle sedute che, ogni tre settimane, mi avrebbero impegnata per i successivi mesi.
La prima era andata!

Dal Diario - 14 febbraio 2014

Ore 7.30 Appuntamento in ospedale per i prelievi
Ore 10.00 In attesa in sala d'attesa
In Reparto, a seguirci, c'è l'infermiera Lucia, pugliese, molto empatica. Sono tranquilla.
Andrea è andato via per appuntamento di lavoro, ma torna ☺
Mi sono fatta mettere l'ago al braccio destro. Il sinistro è ancora indolenzito per il prelievo di lunedì per il nuovo FSA, che povere vene martoriate!
In queste ore mi hanno scritto, chiamato, contattato decine di persone, così carini tutti ma anche molto stancante starci dietro.
Seguo le e-mail dall'iPad, Ernesto è fantastico. Speriamo di riuscire a stare nei tempi per i progetti. Spero tanto di non stare male!
Ho tentato di mettere a posto quante più cose possibile. Certo, un eccesso di scrupolo… non è che muoia!
Ieri ho sentito Liliana (mia compagna di stanza dell'ultima operazione), l'unica persona che mi va di sentire in realtà, con la fiducia che mi infonde, il coraggio, la tranquillità per affrontare anche questo cammino. Bella sfida, sempre più difficile ma resisteremo e poi… SI PARTEEEEE!
Ore 11.00 visita oncologa, simpatica, mi fa male al tatto
Ore 12.00 comincio con il cortisone, poi antiemetico e poi fisiologica
Ore 13.00 Taxolo ma i tubicini della flebo fanno i capricci. La vedo dura e lunga
Ore 17.00 ne abbiamo ancora per un'ora di Taxolo
Ore 18.00 finisco il Taxolo. Sto bene, come normale… vedremo nelle prossime ore
Adesso altro antiemetico e poi Carboplatino. Dovrei finire alle 20.00…speriamo!
La mia compagna di stanza ha cominciato l'avventura 10 anni fa. Stesso tumore ovarico borderline. Poi 3 recidive, fino al peritoneo adesso. Spero tanto di non dover ripercorrere le stesse tappe!
Finito alle ore 20.00. Come inizio non c'è male.

Era un'esperienza nuova per tutta la famiglia. I miei erano molto preoccupati, anche al pensiero di non poter essere d'aiuto. Non sempre mamma riusciva a raggiungermi a Milano per assistermi, occupata con la ripresa di papà e con le incombenze da nonna.
In occasione della prima *bombazza*, disorientati e preoccupati, abbiamo chiesto supporto alla magica Pina, che assieme al marito, Claudio, mi ha accudita al primo *"day after"*. In seguito, tutte le volte in cui Andrea ed io ci siamo ritrovati da soli, ce la siamo cavata egregiamente.

> Dal Diario – 15 febbraio 2014
>
> *The Day After.*
> *Già rientrata a casa con grande senso di spossatezza e assenza, senza energie. Dormo come un ghiro fino alla mattina. Pina e Claudio arrivano da Torino per assistermi ma ho dimenticato di dar loro il numero del citofono. Ci cercano invano per un'ora, poi finalmente riescono a entrare. Che figura, io totalmente stralunata!*
> *Giornata loffia, ho bisogno più volte di mettermi a letto. Claudio e Pina splendidi. Pina ha perfino stirato!*
> *Andrea rientra alle 17.00 con una bottiglia di champagne per loro. Io sto così così, sonno cronico.*

Mariarita in parrucca

Avevo congegnato un piano perfetto per mantenere il segreto in ufficio. E Andrea si è rivelato, anche in quella occasione, un complice molto paziente!
Il primo passo è stato la scelta della parrucca. Avevo in mente di anticipare, con una buona organizzazione, il tragico momento della perdita dei capelli, sia per trovarmi preparata sia, una volta acquistata la parrucca, per

abituare me stessa e gli altri alla nuova capigliatura.
Avevo intuito che abituarmi a una nuova immagine di me stessa mi avrebbe consentito di destreggiarmi con naturalezza nella nuova quotidianità. E, cosa ancora più importante, si sarebbero abituati anche gli altri al mio nuovo taglio e alla nuova espressione.
Anche in questo caso, avevo studiato. Sembra che la ripetizione costante di un comportamento sia in grado di strutturare nuove abitudini, che innescano quindi degli automatismi e delle tracce nella nostra memoria. Questo meccanismo neurologico vale sia per comportamenti disfunzionali, che creano una *routine* negativa difficile da interrompere sia, e questo è importantissimo per chi vuole attuare processi di cambiamento, per azioni funzionali che promuovono il benessere e la crescita personale.
Il "segnale" che attiva la risposta automatica innesca una reazione biochimica che possiamo definire "gratificazione", che rinforza il comportamento e consolida la percezione di benessere. Proprio quello di cui avevo bisogno.
Avevo solo due settimane per scegliere la parrucca più appropriata; adeguare il mio taglio di capelli e, infine, imparare a portare quella chioma con *nonchalance*, come se si trattasse dei miei veri capelli.
Andare in giro per parruccai è un'esperienza che, tolta la sofferenza che ha provocato questo tour, farebbe divertire da matti. Io l'ho trovata a tratti grottesca.
Ad accogliere me e Andrea nella prima *boutique* che abbiamo visitato, una tra le più rinomate di Milano, una commessa dal fare sbrigativo, incurante del mio stato emotivo, mi ha accompagnato lungo corridoi pieni di "teste" dai mille colori, mostrandomi quelle che a detta

sua potevano essere più adeguate.

Ne ha selezionate tre e, divertita (lei!), se la rideva all'idea che potessi sbizzarrirmi nei cambi di colore e nei tagli più bizzarri, come se fossi in cerca di un travestimento da commedia.

Mi fece accomodare in camerino, di fronte a uno di quegli enormi specchi da trucco, pieni di luci lungo i tre lati della cornice. Fra le tre proposte, insisteva su una in particolare. In effetti poteva anche essere quella che si avvicinava sia al mio taglio che al mio gusto. E come si può immaginare era la più costosa. Millecinquecento euro giustificati dal fatto che si trattasse di capelli veri.

"La migliore scelta", aggiunse con sguardo compassionevole, "perché dura molto di più di una parrucca sintetica e sa, ad oggi non si può prevedere per quanto tempo dovrà indossarla". Che tatto – pensai – e un immediato moto di stizza mi fece fuggire da quel luogo di ipocrisia e mercificazione del dolore altrui.

Ero fuori di me dalla rabbia: nessuno ha il diritto di parlare a una persona con quel tono negativo, facendo leva sulla sua disperazione per trarne un vantaggio economico.

Ma io avevo bisogno di una parrucca, il tempo a mia disposizione stringeva e dovevo risolvere la questione in un modo o nell'altro. Da una ricerca online trovai il sito di Mastri Parruccai, artigiani nel mestiere da decenni, che trasmettevano tutta la loro passione e competenza già dalle prime righe della pagina di presentazione.

All'altro capo del telefono rispose una voce femminile dal tono gentile, che percepì subito la mia angoscia e fu molto cortese nel precisare che lavoravano su appuntamento per poter dare a ogni incontro il giusto tempo. Trovai questo approccio sinonimo di attenzione e cura, la stessa che mi dedicarono la proprietaria e il marito, *coiffeur* di grande esperienza, che mi rassicurò con professionalità e sensibilità.

Trovai davvero rincuorante l'attenzione riservata a come ero io, al mio stile e alle mie abitudini in fatto di *beauty* e acconciature. Capirono di trovarsi di fronte a una donna sbrigativa, *minimal* e con poca o pressoché inesistente cultura su oli, creme e intrugli vari per la piega. Dopo una breve ma intensa intervista, i due si scambiarono uno sguardo di intesa e mi posero davanti una bella "testina" castano scuro, dal taglio sbarazzino e caldi riflessi luminosi.

Mi insegnarono a indossarla, rimuoverla e pettinarla.

Si trattava di una parrucca sintetica perché, quasi leggendomi nel pensiero, "è più che sufficiente per i pochi mesi in cui dovrà indossarla", aveva specificato la signora, precisando che "aveva bisogno di pochissima cura, proprio come è abituata a trattare i suoi capelli. In questo periodo dovrà concentrare le sue energie nella guarigione, non è il caso che si prenda pensiero anche di curare al meglio la parrucca!".

L'empatia di questa donna mi aveva emozionata: mi sentivo accolta, capita e supportata. E sono rimasta colpita anche dalla loro premura. La volta che avevo affidato la parrucca alla mia parrucchiera per il primo shampoo, lei sfortunatamente ne aveva bruciato una ciocca con l'asciugacapelli. Ho pianto come una bambina, perché il mio travestimento era in pericolo e in ufficio tutti si sarebbero accorti dell'inganno. I Maestri Parruccai hanno risposto prontamente al mio SOS, comprendendo pienamente il bisogno e rimediando con un bel taglio che rese la parrucca ancora più carina.

Puntuale come un orologio svizzero, la prima ciocca di

capelli decise di cadere allo scadere della seconda settimana dalla prima *bombazza*, proprio sulla scrivania dell'ufficio. Era già da qualche giorno che la cute del cuoio capelluto mi doleva sfiorandola.

Mi precipitai a casa come una furia, inforcai le prime forbici e, con violenza, tagliai via ciocca dopo ciocca. Al suo rientro Andrea mi trovò spelacchiata come un pulcino e affranta in un pianto senza fine. Si accucciò vicino a me e, accarezzando ciò che nei mesi a seguire chiamammo teneramente "crapino", mi invitò amorevolmente a rimediare al disastro. Senza perdersi d'animo neanche per un istante, recuperò la macchinetta con cui si prende cura della sua barba e, striscia dopo striscia, sistemò la mia testolina dolente.

Dal Diario – 3 Marzo 2014

Andrea mi ha rapata. In effetti sono stata presa dal raptus di tagliare i capelli cadenti e ho preceduto la rapata da un bel taglio con forbici liberatorio. Ci sono tante belle chiazzoline bianche poco estetiche, ma va bene così. Il risultato non è malvagio e sono convinta di lasciare i capelli cortissimi quando mi rispunteranno

---

Ho ancora impressi nella mia mente vari altri ricordi come questo, scene di grande amore nella disperazione. È proprio vero che non ci si trova mai pronti di fronte alle mille esperienze che la vita ci riserva. Ma è altrettanto vero che affidarsi a sé stessi significa avere fiducia nelle proprie capacità di reazione, perché quando qualcosa di negativo accade, le nostre risorse interiori sono infinite e insospettabili.

Andrea e io non avremmo mai immaginato come ci saremmo comportati in situazioni così difficili – eppure, ciò che andava fatto veniva fatto in modo naturale.

L'estetica

Dopo i capelli fu la volta delle ciglia e delle sopracciglia. Quei peletti che incorniciano i nostri sguardi, messi apposta per proteggerci da pulviscoli e simili, hanno una responsabilità enorme nel definire i nostri lineamenti e manifestare verso l'esterno il nostro umore e il nostro stato di salute.

Ho evitato per settimane di guardarmi il crapino allo specchio, non riuscivo a farmi vedere senza capelli neanche da Andrea, in casa. La cosa mi creava un imbarazzo enorme anche con le poche e fidate amiche che hanno seguito il mio percorso in quei mesi.

Il momento in cui mi sentii davvero malata fu di fronte al mio viso glabro. Non mi guardavo allo specchio da giorni, quasi volessi evitare a tutti i costi quella vista. Quando mi trovai di fronte a quel riflesso pensai che fosse davvero triste prendere coscienza della malattia. I miei occhi erano tristi, tanto quanto la mia pelle opaca a causa dei farmaci, il mio viso senza un sorriso. Ma non mi persi d'animo e cercai un modo per rimediare alla situazione.

Mi attivai nelle ricerche per trovare delle soluzioni che nascondessero questa nuova condizione. Posso affermare che, ad oggi, non c'è artificio alcuno che possa sostituire ciò che madre natura ha fatto. E anche il famoso *microblading*, ossia quel trattamento estetico all'arcata sopraccigliare, molto in voga ai giorni nostri, che consente di correggere qualsiasi inestetismo dando risalto allo sguardo e una nuova conformazione al viso, è una tecnica che non si può effettuare in fase che-

mioterapica.
Una soluzione ancora più completa potrebbe essere il trucco semipermanente, che consiste nell'inserire un pigmento negli strati più superficiali dell'epidermide, e quindi cambiarne la colorazione. Lo si può effettuare sia agli occhi, ottenendo un comodissimo effetto *eyeliner*, sia alle sopracciglia, attraverso il *microblading*, appunto.
Si potrebbe ricorrere a queste tecniche in fase "preventiva", ossia molto prima di prestarsi alle cure, o molto dopo – fino a sei mesi dopo la fine delle cure – perché impattano direttamente sulla pelle ed è molto alto il rischio di contrarre delle infezioni.
Io ero ahimè fuori tempo massimo!
Di fronte al mio nuovo grande dilemma ho trovato due strade "*quick and dirty*": un paio di occhiali da vista che seguivano esattamente il profilo della mia arcata sopraccigliare, e tornavano buoni anche per eliminare le lenti a contatto (molto fastidiose in quel momento) e una matita "*brow*" suggeritami da Alessandra, l'amica sempre presente nel momento del bisogno.
Nonostante Alessandra sia una *manager* affermata di una delle più grandi multinazionali al mondo, ha sempre confessato la sua passione segreta verso la professione di parrucchiera-estetista. Quel sabato mattina aveva trovato modo di venirmi in soccorso divertendosi in ciò che le fa sprizzare di gioia i suoi meravigliosi occhi azzurro cielo: lo *shopping*!
È tornata a casa con una serie di disegni sui dorsi delle mani che riproducevano il profilo delle sopracciglia – alcuni più netti e squadrati, altri più morbidi simulavano il tratto del peletto e creavano un effetto naturale di grande qualità. Spendemmo un intero pomeriggio come delle *brow artist*, a provare e riprovare, divertendoci allo

specchio in un momento di leggerezza tra donne.
Lo sforzo encomiabile di Alessandra nel trasmettermi la tecnica è stato premiato nei mesi successivi perché il travestimento continuava con successo e ancora oggi, dal momento che le mie sopracciglia non sono ritornate al livello naturale, è un rituale del mio *make-up* quotidiano.
Nella psicologia del malato l'aspetto estetico ha una valenza enorme, perché è un rinforzo dell'autostima e predispone la paziente ad affrontare al meglio la vita e la propria socialità durante il percorso di cura.
Sono nate, in questi ultimi anni, realtà associative di professioniste di estetica oncologica che collaborano con strutture sanitarie e ambulatori medici al fine di alleviare gli effetti dolorosi e invalidanti delle cure, e contrastare gli inestetismi che toccano la sfera sociale e psicologica della paziente, migliorando la qualità della vita della persona.
Intanto le mie *bombazze* facevano il loro corso, a intervalli di tre settimane. Avevo anche sistemato la questione estetica, ed era stato piuttosto semplice e proficuo.
Il fatto di non mostrare la mia fragilità all'esterno passava anche attraverso il mio aspetto fisico – ma sentivo che mi mancava qualcosa per migliorare il mio benessere.

A scuola di Yoga

Qualche settimana prima della recidiva ero andata a caccia di scuole di Yoga vicino casa e ne avevo adocchiata una in particolare perché ero stata molto colpita da Samya, la sua maestra.
Samya aveva un modo molto autentico di presentarsi:

pacata ma determinata, trasmetteva agli alunni la sua passione per lo Yoga e non si stancava mai di ripetere quanto questa filosofia esigesse molta pratica e disciplina.

Avevo fatto giusto in tempo a seguire qualche lezione e la pratica con Samya aveva avuto un grande beneficio sul mio fisico e altrettanto sul mio umore.

Soffrivo molto al pensiero di dover sospendere le lezioni durante la cura. Il Centro era piuttosto raccolto, e avevo paura di trovarmi troppo a contatto con la gente e, soprattutto, temevo che la parrucca potesse volare via durante le acrobatiche "*asana*", le posizioni tipiche degli insegnamenti di Samya.

Allora decisi di chiamarla, raccontandole la verità sul mio stato di salute, chiedendole se era disposta a darmi lezioni private, magari direttamente a casa mia.

Buon per me, Samya accettò di buon grado, vincendo la preoccupazione di trovarsi di fronte a un caso insolito.

Non le era mai capitato di lavorare con una paziente oncologica e sentiva moltissimo la responsabilità.

Io godevo molto di quel tempo dedicato a prendermi cura di me, del mio corpo e della mia mente. Oltre al lavoro sul tappetino, Samya mi iniziò alla tecnica del *Kriya Pranayama*, una tecnica di meditazione per il controllo del respiro, seguendomi nell'esecuzione di alcune *routine* di base che avevano l'obiettivo di prepararmi alla consapevole canalizzazione del respiro e all'ascolto del suo ritmo per calmare la mente.

Mi preparavo alla meditazione anche attraverso *Maha Mudra*, il Grande Gesto. Questa pratica, attraverso l'alternanza di piegamenti e respirazione, in tre cicli, ha il potere di favorire una profonda consapevolezza e liberare la mente dal flusso dei pensieri. Questo *asana* lavora molto sul fluire del respiro e dell'energia lungo il corpo, massaggia fegato e milza e tonifica le ghiandole surrenali e gli organi addominali, tutti molto coinvolti dalla chemioterapia.

La eseguivo come pratica al mattino e la facevo seguire da pratiche meditative lungo i *Chakra*, portando attenzione e respiro in tutti e sette i centri energetici dove scorre l'energia nel nostro corpo.

Ovviamente prima di incontrare Samya non avevo nessuna dimestichezza con la materia. Così lei mi ha preparato uno schema su carta, con la posizione di ciascun *Chakra* lungo la colonna vertebrale. In seguito, mi procurò anche un breve filmato che evidenzia, illuminandolo, il punto esatto di ogni *Chakra*. Questa visualizzazione favorisce di gran lunga anche il momento meditativo perché fa sì che nella mente prenda forma, mentre lo si focalizza, il percorso interiore del respiro e della sua energia vibrante.

Non ho più abbandonato lo Yoga. Fa parte del mio modo di prendermi cura di me. Come dice sempre Samya "lo Yoga è un modo di essere": ha trasformato il mio corpo, rendendolo più forte e flessibile, ha dato disciplina alla mia mente, placandola nei momenti di grande "lavorio" e ha arricchito il mio spirito, dandomi la possibilità di sentirmi integrata e parte del Tutto.

Perché io non sono (solo) il mio corpo.

CAPITOLO 3

IO NON SONO (SOLO) IL MIO SPIRITO

Le posizioni di equilibrio che Samya mi proponeva durante le nostre lezioni di Yoga mi riuscivano davvero bene, e la cosa sorprendeva sia me che lei perché, di fronte al momento di fragilità che stavo vivendo, sarebbe stato più probabile riscontrare una certa instabilità.

Mens sana in corpore sano

Rifletto spesso su come funzioni la nostra mente e su come questa si prefiguri idee e aspettative su come vivere una circostanza, o quale etichetta dare a un'esperienza. Al giorno d'oggi (oddio mi sembra di sentire mia madre!) ci troviamo a vivere in un rassicurante stato di prevedibilità di tutte le nostre azioni quotidiane, così discordante rispetto all'apertura e alla scoperta che dovrebbero caratterizzare le nostre giornate.
Questo vale soprattutto per i momenti di vita gioiosi: un

viaggio, una festa, un incontro, un amore. Cerchiamo di organizzare tutto al millisecondo: controlliamo il meteo prima del viaggio, voglia mai che ci sorprendesse la pioggia; prepariamo diligentemente i bagagli avendo cura che non manchi l'*outfit* per eventuali imprevisti; prenotiamo pernottamenti dopo un *check* accurato di stanze, ambienti e *"rating"* di chi ci è già stato. Per non parlare dei ristoranti, su cui c'è così tanta attenzione socialmediatica – bisogna informarsi, leggere critici, *chef*, *foodblogger*, *istagrammer* o *influencer* di turno.

Non vi nascondo che, in qualche occasione, mi è capitato persino di prepararmi degli argomenti di conversazione. A seconda della serata (questo onestamente più per eventi di lavoro) mi è capitato di fare prove allo specchio per controllare sorriso ed espressione, mentre ripassavo lo *storytelling* che avevo immaginato.

Per sfuggire all'ansia, mi "allenavo". Era diventata un'abitudine anche per i momenti più difficili.

Credo sia per questo che sono riuscita a mantenermi lucida durante il periodo della chemioterapia. Avevo tentato di prepararmi al meglio, cercando storie di persone che avevano vissuto esperienze di malattia, ma avevo scoperto che Internet non mi supportava come speravo. A volte *googlavo* quesiti operativi tipo "come prepararsi alla chemioterapia", "come combattere gli effetti collaterali del taxolo", "cosa provoca il carboplatino", "dopo quanto tempo cadono i capelli", "in quanto tempo ricrescono i primi capelli dopo l'ultima seduta di chemioterapia". Trovavo pochissime testimonianze di persone nella mia stessa situazione. E i portali ufficiali di ospedali e associazioni davano risposte poco soddisfacenti per la sete di informazioni che avevo io. A chi rivolgersi quindi?

Non sempre il paziente che si sottopone a chemioterapia ha modo di approfondire con il proprio oncologo i fini e le tipologie di trattamento, o avere contezza degli effetti collaterali e quindi dei rimedi per attutirli.
Ricordo che quando chiesi alla mia oncologa cosa fosse contenuto nelle sacche che vedevo nel vassoio con su il mio nome, o quale fosse il criterio per stabilire le dosi, la risposta è stata: *"L'équipe medica che ti segue ha deciso per una combinazione di carboplatino e taxolo (...già il nome...). Tu sei giovane e forte e puoi sopportare anche una quantità maggiore di questi farmaci rispetto al tuo peso e quindi abbiamo optato per le sacche da XX ml"*.
Non mi restava che fidarmi e affidarmi.

Io e la mia chemioterapia

La chemioterapia (così come riportato nel sito dell'AIRC, l'associazione che sostiene la ricerca scientifica e che approfondisce i diversi aspetti della cura) *"consiste nella somministrazione di uno o più farmaci capaci di aggredire le cellule cancerogene, che si riproducono molto più rapidamente di quelle normali, durante il processo di replicazione. I farmaci chemioterapici sono in grado di rallentarne o bloccarne lo sviluppo, fino a ridurne il volume."*
Anche alcune tipologie di cellule sane sono soggette a rapida replicazione, come ad esempio quelle dei bulbi piliferi, quelle del sangue e quelle che rivestono le mucose dell'apparato digerente. È per questo che si perdono i capelli (alopecia), che si ha un calo delle difese immunitarie (leucopenia, ovvero riduzione dei globuli bianchi, che sono quelli che difendono l'organismo dai microrganismi patogeni), anemia, fenomeni di vomito e diarrea, infiammazioni delle mucose della bocca. Du-

rante le cure io ho sofferto anche di dolori articolari e fastidi allo stomaco.

La mia amica Patrizia, ogni volta che me ne lamentavo, mi consolava dicendomi che a lei piaceva pensare che il dolore era causato dall'annientamento delle cellule cancerogene, così questa immagine mi aiutava a sopportare il fastidio.

La scelta di sottoporre un paziente alla chemioterapia può avere diversi obiettivi, che vanno dall'eliminazione definitiva della malattia alla semplice riduzione della massa tumorale prima di una chirurgia; o ancora prolungare la sopravvivenza del paziente, oppure prevenire una eventuale ricaduta. A detta dei miei medici, io mi sarei dovuta sottoporre al trattamento per scongiurare il rischio di una recidiva – si è trattato, quindi, di un trattamento preventivo.

Dopo l'intervento chirurgico per eliminare il tumore al peritoneo, ho fatto 6 cicli di chemioterapia, con l'obiettivo di neutralizzare le cellule tumorali che potevano essersi staccate dal tumore per diffondersi in altre parti del corpo. Fortunatamente, gli esami non avevano evidenziato metastasi.

Nel mio caso un ciclo durava 3 settimane. Al giorno di trattamento seguivano appunto tre settimane di riposo. A conti fatti avrei dovuto impiegare circa 4 mesi a completare la cura. L'idea di un tempo tanto limitato mi incoraggiava, ed ero impaziente, per quanto terrorizzata, di iniziare, in modo da poter finire prima dell'estate.

Come dicevo, per me è normale approfondire quanto mi accade, leggendo e facendo ricerche. Mi aiuta a reagire in modo adeguato. Ma nel 2014 siti, *blog*, pagine a tema o articoli che trattavano l'argomento erano pochissimi. O meglio, non entravano nel merito degli aspetti "soggettivi" e "intimi" della malattia. Figuriamoci trattati scientifici o riviste di settore. Di "biografie" davvero poche. Credetemi, il cancro era un tabù, e le persone ammalate che avevano voglia di rendere pubblica la loro vicenda erano veramente poche.

Solo qualche coraggioso *blogger* americano si spingeva un pochino oltre – uno in particolare aveva documentato quotidianamente la ricrescita del capello dalla fine delle terapie. Foto dopo foto, millimetro dopo millimetro, nel suo *blog* mostrava orgoglioso al mondo il ripopolarsi della sua chioma. E io traevo forza e speranza da ogni immagine.

Non restava dunque che sperimentare in prima persona e vivere l'intera esperienza giorno dopo giorno.

La malattia è come un fiume

All'inizio contavo le settimane che mi separavano dalla *bombazza* e, quando alla terza seduta mi suggerirono di aumentare l'intervallo a 4 settimane perché il valore dei miei neutrofili (cioè quel sottogruppo di globuli bianchi che hanno la funzione di inglobare e distruggere le particelle estranee) era troppo basso, ci rimasi davvero male.

In realtà, avevo un obiettivo ben preciso, che avevo identificato come la celebrazione della fine dell'incubo: il matrimonio del mio amico Stefano a San Sebastian in luglio, precisamente in occasione del *weekend* di San Firmín, con la tradizionale festa della corsa dei tori a Pamplona. Per questo la mia preoccupazione si tramutava nell'ansia di non farcela.

Avere una meta chiara e raggiungibile davanti, anche se lontana nel tempo, mi dava modo di strutturare un piano di avvicinamento al mio obiettivo. Energia e determinazione sgorgarono come per magia, mi sentivo sicura di me e delle mie risorse.

Già a febbraio, quando la dottoressa Cristina, la mia oncologa, aveva annunciato il programma terapeutico a intervalli di 3 settimane, mi ero fatta il mio bel piano mentale. Ero pressappoco certa di terminare i sei cicli per la prima decade di giugno, in tempo per un salto in Sicilia dove godermi la nascita della mia terza nipotina, Simona, la secondogenita di mia sorella Giusi.

All'annuncio del cambio di programma, con l'introduzione della quarta settimana, mi crollò il mondo addosso. Ero così scoraggiata che mi misi a piangere. Evidentemente non mi ero allenata abbastanza!

Cristina mi guardò sorpresa e, con il primo moto empatico che io ricordi da quando mi aveva presa in cura, si rivolse a me con tono compassionevole.

"La malattia è come un fiume. E ti ci devi immergere completamente con presenza e consapevolezza. Non puoi far finta di niente e, soprattutto, non puoi controllare tutto. Devi avere rispetto per il tuo corpo e così anche lui rispetterà te."

In quel momento di sconforto, queste parole sono state molto preziose.

Da principio pensavo che bastasse "imporre" al mio corpo il programma stabilito: presentarmi ogni tre settimane in ospedale, attendere il prelievo in sala d'attesa, entrare a colloquio con il medico, spostarmi in sala chemio, adagiarmi nel letto con il mio *Vanity Fair*, preparare penna e diario, porgere il braccio per le flebo e finalmente togliermi un'altra *bombazza* di mezzo. Poi a casa, un paio di giorni a letto per ricaricarmi, e rientrare in ufficio pimpante il lunedì mattina. Immergermi con tutta me stessa nel lavoro per le successive tre settimane e via andare. Una sorta di rito, così automatico da non lasciare trapelare neanche un briciolo di emozione, una minima parvenza di "presenza".

In pratica, ero letteralmente estranea a me stessa e stavo gestendo la cura come un compito, una performance da portare a termine nel tempo più breve e nel modo più indolore possibile. Trattavo il mio corpo come un involucro, un abito da sfoggiare e portare in giro. Oppure da appendere a un servo muto.

Grazie alle parole della dottoressa, si stava facendo strada in me una nuova consapevolezza: cominciavo a guardare al mio corpo con occhi nuovi. Come alla moviola, la memoria mi riportava indietro e intercettava fotogrammi in cui il mio organismo mi aveva inviato segnali che non avevo voluto ascoltare: dal raffreddore che seguì la seconda chemioterapia, all'insonnia dell'ultimo periodo, fino, appunto, ai neutrofili che, come testimoniavano gli esami, chiaramente chiedevano una pausa dal turbinio degli ultimi mesi.

E così cominciai ad ascoltare il mio corpo, come si farebbe con un amorevole messaggero.

Assecondai il bisogno di riposo innanzitutto. Sentivo che il ristoro di un buon sonno avrebbe portato i suoi frutti, ma non volevo fare ricorso a calmanti o sonniferi. Cercai alcuni rimedi omeopatici e, per non affidarmi al fai-da-te, chiamai la mia amica Elena che della passione per la cucina naturale ne ha fatto più recentemente un mestiere, diventando una consulente in alimentazione bioenergetica e cuoca di cucina naturale (www.BIOelEAT.com).

Come previsto, Elena mi consigliò per il meglio, e con uno spirito di collaborazione per cui le sarò sempre grata.

Lei ha sempre assecondato le mie richieste ed era d'accordo sulla possibilità di integrare la cura con strumenti "alternativi" alla medicina classica, che potevano darmi benefici immediati. Allora (parlo sempre del 2014) non era così scontato scegliere soluzioni naturali. Quando mi confrontavo con amici e parenti sentivo una tale incredulità e svalutazione delle mie argomentazioni che decisi di tenere molte delle mie idee per me. Quando mi capitava di esprimere un pensiero sulle mie scelte alimentari o sulla meditazione per ritrovare la calma e la centratura, mi guardavano come se stessi farneticando.
Elena invece mi capiva, ed era molto più preparata di me sull'approccio olistico alla persona.
Tanto per cominciare, mi fece riflettere su un punto che non avevo ancora considerato: ovvero che sarebbe stato utile supportare il mio organismo, nella fase di cura, stimolandone il ritorno all'equilibrio naturale (omeostasi) e favorendo un processo di detossificazione complementare alla chemioterapia attraverso l'alimentazione.
Siamo partite con un primo appuntamento con Martin Hasley, il direttore della Scuola di Cucina Naturale di Milano. Il nome della scuola – La Sana Gola – era benaugurante, ed era un felice preludio alla reinterpretazione dell'alimentazione e della cucina a cui, col tempo, sarei arrivata.

Lascia che il cibo sia la tua medicina

Il mio problema in quel momento era quello di trovare un modo per contrastare la riduzione dei neutrofili (quel gruppo di globuli bianchi che mi erano diminuiti) e supportare la resistenza delle vene per i cicli di chemio che mi rimanevano. In effetti, già alla terza seduta, per le infermiere era diventato un incubo trovare la vena giusta. I farmaci chemioterapici, infatti, sono molto irritanti per le pareti delle vene, che si assottigliano così tanto che diventa quasi impossibile trovarle.

Oltre a un aiuto concreto per intervenire velocemente su quei disagi, con Martin ho scoperto molto altro per un approccio "sistemico" alla mia dieta.

Noi non siamo abituati a considerare il cibo in termini di ciò che essenzialmente è: il carburante per far funzionare al meglio la meravigliosa macchina che è il nostro corpo. E ogni macchinario, dal più semplice al più complesso, ha bisogno di cura e manutenzione, con procedure e prodotti specifici.

Il nostro organismo è forse il marchingegno più complesso in Natura, formato da circa 37,2 trilioni di cellule, le unità fondamentali della vita. Noi ci alimentiamo per assumere sostanze indispensabili per il metabolismo, cioè per lo svolgimento delle funzioni vitali. Ricordate "Siamo fatti così", quel bel cartone animato francese che con i suoi simpatici personaggi spiegava tutti i meccanismi del corpo umano? Io avevo dodici anni quando è stato trasmesso in Italia per la prima volta, su Italia 1 nel 1989. Io e le mie sorelle non ne perdevamo una puntata. Cantavamo a squarcia gola la colonna sonora di Cristina D'Avena e collezionavamo le cassette VHS per rivederle a serie terminata.

Fu più facile imparare che le molecole di cui sono composti gli alimenti vengono trasformate in energia e, aggregandosi, costituiscono strutture complesse, tessuti, organi, apparati di organi, ossa e muscoli. Proprio come dei mattoncini Lego!

Ecco perché *"noi siamo quello che mangiamo."*

Questo concetto mi è sembrato di una chiarezza disarmante, in seguito alla prima chiacchierata con Martin, il Direttore della Scuola. A questa osservazione aggiungerei la famosa frase di Ippocrate, che nel IV secolo a.C. aveva lasciato ai posteri l'intuizione *"Lascia che il cibo sia la tua medicina, e la medicina sia il tuo cibo"*. Giorno dopo giorno, aggiungerei.
Ed è da qui che sono partita per cercare di costruire un mio percorso alimentare.

Il *Diario della Salute*, i cereali, i legumi

A chiusura del nostro incontro, Martin mi consegnò il *Diario della Salute*, una prima guida per impostare una dieta alimentare corretta, su base giornaliera, ricca di rimedi e ricette per rafforzare la salute in funzione delle mie esigenze. Mi evidenziò le parti della guida più adatte a me e alle mie esigenze: il brodo di verdure dolci per ammorbidire organi e tessuti, una scorpacciata di mirtilli per supportare le vene e qualche dritta su utilizzo di zuppa di miso e *daikon*.
Oltre a questi consigli, Martin mi suggerì di prendere nota di quanto mangiassi nel corso della giornata, indicandomi di fare almeno 2 ma non più di 3 pasti al giorno. Il *Diario* era suddiviso quindi in due colonne, per annotare cosa e quanto veniva consumato in casa e fuori casa, distinguendo i pasti principali da eventuali bevande e merende. Infine, vi era uno spazio per annotare il rimedio alimentare scelto quel giorno e la tipologia di esercizio fisico effettuato (dalla passeggiata alla sessione di ginnastica o di yoga), riportandone anche l'ora. Ogni pagina era un resoconto di fonte e qualità di energia ingerita e tipologia di attività effettuata per il suo

consumo.

Dovevo compilare il diario per circa un mese, prima di un nuovo incontro. Preambolo e raccomandazione di Martin fu quello di focalizzarmi sulla scelta di cibi e rimedi che favorissero la decongestione e la disintossicazione, al fine di ritrovare un equilibrio rispetto alla chemioterapia.

Nel *Diario* vengono innanzitutto esplicitati i principi da seguire nelle scelte alimentari. Si parte dalla constatazione del fatto che la nutrizione umana, dal momento dello sviluppo dell'agricoltura, si sia basata sulla coltivazione di cereali e legumi, entrambi semi, fondamento della dieta di ogni grande cultura del mondo. Pensiamo all'uso del riso in Oriente o del mais nelle Americhe, o ancora di farro e grani vari in Europa.

Da che ne abbiamo traccia, l'essere umano nella sua dieta ha consumato dal 50 al 70% di cereali, nella loro interezza e quindi integrali. Il cereale costituisce il nutrimento perfetto per il funzionamento ottimale del nostro corpo, assicurandogli grande energia.

Le verdure, in particolare quelle a foglia verde e quelle rotonde, ma anche le radici, sono fonte di enormi quantità e qualità di vitamine, fibre, antiossidanti, sali minerali e un perfetto complemento, assieme ai legumi fonte di energia vitale, per un piatto a base di cereali.

Quando Martin mi presentò la lista di tutti i cereali e legumi che avrei potuto combinare rimasi a bocca aperta. Perché, nonostante ci vantiamo di avere una dieta variegata, come consigliato da tutti i nutrizionisti del mondo, nella realtà facciamo una combinazione davvero limitata di alimenti, scegliendoli per lo più tra quelli di più facile preparazione: pasta, carne, latticini, uova.

Poi li combiniamo e serviamo in tanti modi diversi, perché gusto e occhio vogliono la loro parte.
Tutti noi siamo giornalmente pressati dall'ottimizzazione del tempo, e il pensiero di "cosa mangiamo oggi", anziché essere un piacere, diventa un problema. La scelta più semplice al supermercato è quella di inserire nel carrello prodotti che comportano un solo gesto: aprire la confezione e servire a tavola, magari dopo una rapida cottura nel microonde o una scaldata in padella.
Alimentarsi in modo sano e con gusto però è un'altra cosa.
In Italia abbiamo una grande tradizione di biodiversità e tantissimi legumi. Alcuni sono conosciuti quali lenticchie, ceci, fagioli, fave, piselli, e tutte le loro varietà, altri sono meno noti o conosciuti solo a livello locale, come le cicerchie, i fagioli neri, le lenticchie rosse, la roveja o la soia, da cui provengono molti prodotti della cucina naturale.
Oltre alle molte tipologie di legumi, l'Italia ha tanta tradizione di cereali. In primis il grano o frumento, alla base della nostra alimentazione per pane, pasta e prodotti da forno vari. Ma anche il riso, arrivato in Occidente con la conquista dell'Impero Persiano da parte di Alessandro Magno nel IV secolo a.C., e giunto poi in Italia come cibo pregiato, da usare con parsimonia, utilizzato dai Romani a scopi medicinali.
La sua coltivazione venne introdotta forse con gli Arabi attorno all'anno 1000, forse più tardi con gli Aragonesi o i mercanti Veneziani. Oggi l'Italia detiene il primato europeo della produzione del riso, con il 42% del totale nazionale prodotto in Lombardia e in Piemonte. Le prime risaie moderne nacquero in Lombardia, ai tempi di Ludovico il Moro e Galeazzo Sforza, per sfruttare le

piene del Po.

Anche il farro ha una importante tradizione italica proveniente dagli antichi Romani, che lo utilizzavano nell'alimentazione delle truppe. Si dice infatti che l'Impero Romano sia stato fatto con il farro e non con il ferro. Di origini probabilmente turche, è coltivato soprattutto in Toscana, nella valle della Garfagnana, tanto da avere conquistato il riconoscimento IGP.

E ancora abbiamo orzo, grano saraceno, mais, soprattutto nella versione integrale o decorticata. Tutti i cereali sono fonti preziose di minerali e proteine, ma anche di fibre, sali minerali e vitamine ed è molto utile consumarli a rotazione per poter assumere a pieno i principi nutritivi di cui sono ricchi.

Tra i cereali più antichi presenti oggi nelle nostre tavole troviamo anche il miglio, di consistenza molto diversa da quelli a "spiga" ma altrettanto versatile e gustoso.

Legumi e cereali sono stati una meravigliosa scoperta per la mia tavola – mia e di Andrea, naturalmente.

Anche in questo caso andava fatto un lavoro di ricerca e di approfondimento, prima di procedere alla loro preparazione. Così mi sono impegnata nell'organizzazione di una cucina equilibrata, sana e naturale, riducendo le proteine animali e integrandola con alternative vegetali.

Anzitutto, ho imparato a sfruttare al massimo il tempo a mia disposizione. Cereali e legumi li mettevo a bagno la sera prima di andare a dormire. Trovo tuttora molto romantico il rituale di dare la buona notte alla ciotola di orzo (decorticato) o di ceci che il giorno dopo sarebbero diventati una parte di me.

Da quando ho cominciato a prendermi *davvero* cura di me stessa, ho ritrovato la magia della sveglia alle 6.30.

Questo mi consente, nel silenzio, di cominciare le preparazioni in cucina.

Ai consigli di Martin, nel tempo, ho aggiunto il digiuno. Non è che non ci avessi pensato prima, direi che mi è venuto spontaneo già dopo la prima seduta di chemio.

All'inizio per l'inappetenza, forse dovuta all'ansia, andavo in ospedale digiuna. Quando tornavo a casa mi sentivo talmente stordita che l'unico mio desiderio era andarmene a letto. A volte, invece, cedendo all'insistenza di mia madre, convinta di dovermi far fare il pieno di energie, interrompevo il digiuno per una cena frugale, spesso liquida o a base di crucifere, ricche di micronutrienti benefici.

Le crucifere (cavolo nero, broccolo, verza, cavolfiore, cime di rapa ecc.) sono alimenti ricchi di vitamina C – antiossidante e antinfiammatoria – e K, coinvolta nella coagulazione del sangue. Contengono anche acido folico e triptofano, quest'ultimo noto per le sue caratteristiche antidepressive; mentre altri composti delle crucifere, quali i solforati, agiscono nella prevenzione dei tumori; e poi anche minerali come calcio, magnesio, fosforo e potassio. Insomma, cavoli e broccoli sono una vera manna per il nostro sistema immunitario.

Durante la chemioterapia ne ho fatto grandi scorpacciate, assieme alle vellutate di zucca, perché fortunatamente erano di stagione quindi disponibili fino al tardo inverno e, alcuni, fino all'inizio della primavera.

Alla corretta alimentazione per purificare il corpo dall'interno, Martin mi consigliò di integrare la frizione della pelle, un utile esercizio per depurare il corpo dall'esterno.

La pelle è l'organo più esteso che abbiamo e, come mediatore tra l'organismo e il mondo esterno, svolge diverse funzioni di protezione, di escrezione e di termoregolazione. Attraverso il meccanismo del sudore, infatti, elimina acqua e sostanze tossiche.

Quindi strofinare e frizionare la pelle regolarmente dà grandi benefici: aiuta a eliminare dal corpo, attraverso i pori, le tossine e ad espellere eccessi e ristagni di impurità. Lo strofinamento regolare produce il rinnovamento del tessuto epiteliale in 28 giorni, e l'acqua espulsa col sudore diminuisce il carico di lavoro dei reni, che ne risultano così rinforzati.

Nelle settimane che mi rimanevano del percorso chemioterapico, spesso mi attrezzavo di un asciugamano di spugna bianca, lo immergevo in acqua calda, lo strizzavo e procedevo a frizionarmi i piedi, le dita, le caviglie, per poi passare alle mani e ai polsi. Infine, viso, orecchie e collo, perché, come mi ricordava Martin, secondo la medicina tradizionale cinese, in questi punti passano i meridiani più importanti.

Questa pratica era utile ad attivare il sistema linfatico nel suo insieme e a migliorare la circolazione sanguigna, ma mi aiutava anche a focalizzare l'attenzione e un po' di tempo su me stessa.

Anche oggi mi piace prendermi cura di me e, anche se non così spesso, uso ancora un guanto di crine con lo stesso intento. Ne beneficiano molto anche i miei nervi. Un modo davvero pratico per calmarmi.

Alla ricerca di un equilibrio sonno-veglia

Avevo finito i cicli di chemioterapia da un paio di mesi e non riuscivo ancora a trovare un equilibrio sonno-veglia.

Ero letteralmente sfiancata dall'insonnia, e questo mi

dava grande preoccupazione. Mi mettevo a letto con gli occhi pesanti ma nulla, quando si avvicinava il momento del sonno, tutti i miei sensi si risvegliavano e mi era praticamente impossibile abbandonarmi al riposo.
Ritrovo un'annotazione sul mio diario, ancora durante la chemio.

> Dal Diario – 15 maggio 2014, ore 3.00
>
> *"Grande insonnia, forse l'effetto collaterale più scomodo. Non mi aspettavo una tale risposta dal mio organismo, con attacchi d'ansia molto forti e duraturi. Oltre a scalmane, vere e proprie vampate di calore che non mi fanno prender sonno. Ho deciso di prendere delle gocce. Mi spiace per il mio fegato, però devo riuscire a riposare!"*

La mia preoccupazione principale era il fegato, molto impegnato a smaltire i farmaci chemioterapici.
A fine trattamento, dal momento che l'insonnia permaneva ormai da mesi, decisi di provare dei rimedi naturali. E mi rivolsi ancora una volta a Elena (a chi altri?), che mi presentò Isa, la sua naturopata di fiducia.
Isa mi spiegò che i farmaci più frequentemente usati nella cura dei tumori possono causare insonnia. Oltre agli stessi agenti chemioterapici, spesso si associano stimolanti del sistema nervoso centrale, sedativi o ipnotici, talvolta prescritti come calmanti di stati d'ansia. Anche in questo caso, la scelta fu quella di intervenire a supporto degli organi che erano stati maggiormente impattati dalle medicine: fegato, reni e surreni.
Mi consigliò quindi di iniziare una terapia a base di melatonina. Ci sono degli studi in corso secondo i quali la melatonina, ormone prodotto dalla ghiandola pineale durante le ore di buio, non solo influenza positivamente

il modo in cui le cellule tumorali rispondono alla chemioterapia e alla radioterapia, ma gioca anche un ruolo importante nella regolazione del ciclo sonno-veglia, apportando benefici nel trattamento di disordini cronici del sonno.

Altra causa dell'insonnia poteva essere il sovraffaticamento di fegato e reni, organi molto coinvolti nelle cure, e quindi per un paio di mesi Isa mi suggerì di assumere un integratore alimentare utile come tonico adattogeno a base di rhodiola rosea, eleuterococco, zingiber officinalis, e di annotare nel tempo i benefici che osservavo.

Infine, per supportare il processo di detossificazione, Isa ha aggiunto un integratore alimentare a base di monacolina K, la sostanza prodotta dal riso rosso fermentato, che contribuisce al mantenimento dei normali livelli di colesterolo nel sangue, e carciofo, cardo mariano, tarassaco e rosmarino, che promuovono la funzionalità epatica.

Attraverso questi integratori, oltre che controllare nervosismo e ansia, sono riuscita a ritrovare il sonno.

La Naturopatia

Ci sono molti punti di vista in merito alla Naturopatia e, ancora oggi, in un mondo ad indirizzo scientifico-illuminista, i fondamenti teorici e i principi salutistici cui fa riferimento sono oggetto di critica da parte della medicina allopatica.

Personalmente trovo una grande risonanza tra i principi espressi dalla Naturopatia e il mio modo di approcciarmi al benessere e all'equilibrio psico-fisico.

Tra le varie massime della Naturopatia cito qui quelle

che trovo più vicine al mio modo di pensare.

Sostenere le forze auto-guaritrici dell'organismo. L'organismo dispone di strumenti di autoguarigione, come ad esempio il sistema immunitario, la plasticità nervosa, ovvero la capacità dei circuiti nervosi di modificarsi in base all'esperienza, le rigenerazioni dei tessuti. Il naturopata ha il compito di sostenerli.

Identificare e curare la causa del malessere. Il naturopata, oltre a curare i sintomi, si impegna a cercare di identificare e rimuovere le cause del malessere. Che possono essere diverse: fisiche, chimiche, metaboliche, genetiche, emotive, sociali, mentali, spirituali, e altre ancora.

Primum nihil nocere. I naturopati tradizionalisti insistono sul *nihil nocere*, cioè utilizzano esclusivamente metodi privi di controindicazioni, e quindi si astengono dall'intervenire in casi clinici in cui potrebbero sorgere effetti nocivi per il cliente. I medici naturopati invece valutano il minor danno per il paziente tra malattia e cura, al prezzo di essere ritenuti responsabili in caso di errore o di valutazioni contrastanti.

Curare la persona e non la malattia. I naturopati non condividono la visione cosiddetta "specialistica" della medicina, che cura sistemi, organi e malattie presi singolarmente, ma dichiarano di attuare pratiche terapeutiche che loro ritengono coinvolgere la persona in tutte le sue dimensioni: fisica, emotiva, mentale e spirituale.

Insegnare uno stile di vita corretto

Prevenire le malattie

Io ho scelto di integrare delle tecniche naturopatiche a complemento dei protocolli sanitari che i medici che mi

hanno in cura hanno deciso per me.
In virtù dei benefici che ne ho ottenuto, consiglio a chiunque debba sottoporsi alla chemioterapia di provare a farsi supportare da professionisti di discipline olistiche, e di provare davvero a integrare una dieta alimentare naturale con alcune pratiche di Naturopatia.
Dal momento che la malattia è, nell'ottica naturopatica, conseguenza di uno "squilibrio energetico", la correzione di tale squilibrio determinerebbe la scomparsa dei sintomi. È auspicabile quindi prevenire la malattia mantenendo o ripristinando l'equilibrio energetico della persona.
Il nostro organismo, così come quello di tutti gli esseri viventi, tende naturalmente all'omeostasi, cioè all'autoregolazione, che fa sì che si riesca a mantenere costante l'ambiente interno nonostante le variazioni dell'ambiente esterno. Vero. Ma quando tale equilibrio è inficiato da terapie molto impattanti, cosa possiamo fare? Magari possiamo scegliere di alleggerirci con una alimentazione equilibrata, in grado di ristabilire il nostro equilibrio psicofisico, come può fare la cucina naturale.
Tra i vari regimi alimentari, personalmente ho scelto un'alimentazione pesco-vegana, che esclude il cibo animale molto acidificante, come carne, uova, latte e formaggi, continuando però a consumare del pesce, anche se di rado.
Il mio approccio all'alimentazione è nato anzitutto da esigenze salutistiche ma, con il tempo, si è trasformato anche in attenzione all'ambiente e alle altre specie animali.

Cucinare vegano (anche) per un marito onnivoro

Il cibo è forse l'elemento principe di ogni tipo di socializzazione e ha un potere conviviale anche, e soprattutto, per la coppia. Avendo io un marito "onnivoro", ho deciso di seguire un corso di cucina vegana per dare ai nostri pasti gusto e originalità.

Caso volle che, al compleanno di un amico, mi sia imbattuta in una chef vegana, Francesca Baruffaldi, e non ci pensai due volte. Le chiesi se avesse voglia di insegnarmi a cucinare vegan.

Quello di Francesca è un mondo ricco di colori e sapori, proprio come appare dalla sua pagina *Instagram veganworld.byfrancy*.

Francesca è di Roma, ed è riuscita a portare tutta la sua romanità nelle sue ricette, sperimentando di tutto per non rinunciare al piacere di una bella carbonara. Vedo già degli sguardi increduli ma, credetemi, se seguirete la sua ricetta vi leccherete i baffi! È stata proprio la carbonara che mi ha definitivamente convinta a seguire le sue lezioni.

La prima volta tra i fornelli sotto la guida di Francesca mi sentivo un'imbranata. Ho sempre amato cucinare, e adoro avere ospiti, anche numerosi, perché amo stare con i miei amici e cucinare per loro.

In molti ricordano le serate sul nostro terrazzo a base di sfizi siciliani: pane e panelle, sfincioni, pasta con le sarde. Per non parlare delle quantità industriali di cassate e cannoli *homemade* servite ai miei colleghi di lavoro quale dolce commiato dall'azienda di turno.

Il primo giorno, nella cucina di Francesca, mi si è aperto un mondo. Vero, non avevo mai usato nelle mie ricette l'agar agar o il cremor tartaro, o il tofu affumicato. Ma la maggior parte degli ingredienti che hanno dato vita ai piatti erano di uso comune. Francesca, con sapiente maestria, li abbinava e mescolava dando vita a piatti succulenti.

Durante la prima lezione abbiamo realizzato un intero menù, dall'antipasto al dolce: ricottina primavera; parmigiana di melanzane; tartare di tofu; seitan tonnato. Per finire con un ottimo tiramisù.

Come primo giorno da novella cuoca-vegan, il risultato non era affatto male. Avevo portato a casa una *schiscetta* che ha reso felice Andrea, che da quel momento diventò curioso testimone dei miei progressi culinari.

Spaghetti alla carbonara (vegana)

Ingredienti
400 g di spaghetti di semola di grano duro
2 cucchiai di olio evo
½ cipolla piccola
½ bicchiere di vino bianco
125 gr di tofu affumicato
150 ml di latte di mandorla senza zuccheri aggiunti
60 ml di olio di girasole
1 cucchiaino di senape (io prendo rigorosamente quella di Dijon)
Sale q.b.
½ bustina di zafferano
100 gr di parmigiano vegano (c'è una ricetta anche per questo che si trova facilmente *online*)
Pepe nero

Procedimento
Versare l'olio evo in una padella grande, rosolare la cipolla tagliata a fettine sottili, quasi trasparenti, aggiungere il tofu a dadini e lasciarlo soffriggere fino

a renderlo croccante. Aggiungere il vino e continuare la cottura finché sfumi.
Preparare la panna vegetale. Versare il latte di mandorla in un recipiente alto, aggiungere la senape, il sale, lo zafferano e un cucchiaio abbondante di parmigiano vegano. Frullare il tutto con un mixer ad immersione e, contemporaneamente, versare lentamente l'olio di girasole. La panna deve risultare morbida ed omogenea.
Preparare la pasta e mettere da parte mezzo bicchiere di acqua di cottura.
Una volta cotta, versare la pasta nella padella, amalgamandola con il tofu, e aggiungere la panna e dell'altro parmigiano vegano per la mantecatura. Se asciutta aggiungere dell'acqua di cottura. Aggiungere una spolverata di pepe se di gradimento e servire.

Vi leccherete i baffi!

Possiamo / Potremo fare un figlio?

Le bombazze si conclusero a giugno 2014 inoltrato. Non vi dico che disperazione quando, a causa di un fortissimo raffreddore che mi provocava una grande debolezza, mi rimbalzarono proprio all'ultima seduta! Mamma e papà erano arrivati a Milano a tarda sera del 4 giugno, con l'ultimo volo da Palermo, per assistermi i giorni seguenti e tenermi compagnia in assenza di Andrea. Poverini, per un pelo non si perdevano anche loro la nascita di Simona, venuta al mondo proprio la mattina della loro partenza.

Negli ultimi 3 anni in famiglia erano nate 3 bambine, Vittoria, la piccola della mia gemella Rosamaria, e Daria e Simona, le figlie di Giusi nate con poco più di due anni di differenza l'una dall'altra. E io mi ero appunto persa tutti questi lieti eventi, presa com'ero dalle varie fasi della malattia.

Ogni volta che la notizia di una gravidanza arrivava in casa nostra, mi sentivo addosso gli occhi di tutti. Sguardi di speranza, ma anche di commiserazione, come se aleggiasse nelle menti di tutti, ma soprattutto in quella di mia madre, il pensiero che, sebbene fossi felicissima per le mie sorelle, mi chiedessi se avrei mai potuto vivere la gioia della maternità.

Ma in quel momento, lo dico dal profondo del cuore, quello era l'ultimo dei miei pensieri.

Il tema "bambini" non era ancora stato presente nelle nostre conversazioni. Non lo è stato nella fase dell'innamoramento e della passione sfrenata, quando Andrea ed io eravamo due poli di un magnetismo quasi animale.

Non poteva esserlo nei momenti più difficili della nostra storia di coppia, momenti in cui il sesso assumeva le forme più delicate della carezza consolatoria e di conforto, dove l'intimità è stata un nido di calore per entrambi.

Il tema della sessualità, per una donna che si ammala di tumore ovarico nel pieno della sua fertilità, ha tante sfaccettature, e tutte hanno ripercussioni importanti nella sua fisicità, e come questa si traduce nella vita della coppia.

Anzitutto, gli interventi chirurgici comportano uno scombussolamento fisico per settimane, a volte mesi. Le ferite che si rimarginano lasciano cicatrici nel corpo e nella psiche della donna, che non si sente più "bella" come prima. Anche la pratica erotica, sia fisica che emotiva, cambia rispetto a quella cui la coppia è abituata.

Per fare un esempio, le parti intime coinvolte, finché non si ha una guarigione completa, vanno trattate con estrema cura, e il *partner* va accompagnato e guidato con amorevolezza e dolcezza, perché anche lui in quel momento prova timore e disagio.

Se a ciò si aggiungono gli effetti collaterali della chemioterapia, il *ménage* si complica ulteriormente. Ricordo che provavo una tale vergogna nel farmi vedere da Andrea in quello stato che gli chiedevo di spegnere la luce. Mi preoccupavo che, a vedermi in quelle condizioni, sparisse in lui ogni desiderio.

Invece, in quei mesi Andrea è stato tenero e amorevole. Zittiva le mie lamentele con il suo *"sei bella comunque"*, e con estrema delicatezza mi trasmetteva il suo amore e la sua voglia di me.

I miei occhi si riempivano di lacrime. Quando Andrea se ne accorgeva si allarmava, preoccupato che stessi soffrendo e che magari mi stesse facendo male. Ma quelle erano lacrime di gioia perché sentivo di essere riconoscente a lui, compagno della mia vita, che anche in quella circostanza aveva dimostrato di essere all'altezza della situazione. Ed ero riconoscente alla vita, che mi stava regalando ancora attimi di felicità.

Quelle notti fra le lenzuola non cercavamo un figlio, non ne avevamo intenzione, e credo non fosse neanche possibile perché durante la chemio il ciclo è sospeso.

Di certo, data la mia età e le mie condizioni di salute, non ci rimanevano molte *chance* per avere un bambino.

Prima di cominciare la chemio, proprio nell'ambulatorio dove ci avevano comunicato che mi sarei dovuta sottoporre alla cura, Andrea si era permesso di chiedere alla mia oncologa Cristina se e come si sarebbe potuta conservare la mia fertilità e se si poteva sperare in una gravidanza finita la terapia.

Rimanemmo molto male quando la dottoressa con un certo distacco ci rispose che la fertilità "è *un fattore di coppia, e innanzitutto dobbiamo pensare a lei* [cioè alla sottoscritta] *e alla sua sopravvivenza*". E rivolse ad Andrea uno sguardo così duro che lui, poveretto, si zittì immediatamente, profondamente a disagio.

Tuttavia, forse sentendosi un po' in colpa per il tono che aveva usato nei nostri confronti, ci accennò alla *crioconservazione* e ci diede l'indirizzo di un luminare della fertilità, a cui rivolgere le nostre domande, prima di iniziare con la prima seduta della chemio.

Non avevamo molto tempo, mancavano appena tre settimane, e quindi cercammo di prendere un appuntamento nel breve.

Non ricordo neanche il volto dell'uomo che ci accolse. Andrea ed io, nel nostro torpore emotivo, ascoltammo incerti un discorso fatto di tecnicismi scientifici e acronimi vari.

In sintesi, i farmaci chemioterapici colpiscono e danneggiano la capacità ovarica. In fase chirurgica sarebbe stato opportuno – "*e come mai non ci avevano pensato i medici che mi avevano operata?*" – prelevare del tessuto ovarico per avviare la procedura della crioconservazione.

Prima di cominciare la chemioterapia avremmo quindi dovuto misurare la capacità ovarica per capire come procedere.

"*Quando dovrà cominciare la chemioterapia?*" chiese allora il professore.

"*Il 14 febbraio*" risposi io. Neanche a farlo apposta, il

giorno dell'Amore. Mancavano esattamente 3 settimane e, nel frattempo, io avrei anche dovuto "ovulare".

La crioconservazione: un'ipotesi di famiglia

Come ci spiegò il professore, la crioconservazione è una tecnica che consiste nel congelamento degli ovociti in azoto liquido, per conservarli nel tempo.
"I motivi che possono portare a ricorrere alla crioconservazione sono diversi. Il più delle volte, come nel suo caso, viene utilizzata quando si ha la necessità di sottoporsi a terapie mediche o chirurgiche che possono causare infertilità – radioterapia, chemioterapia ad esempio – o come trattamento precauzionale qualora intervengano condizioni che impattano appunto sulla fertilità, come malattie autoimmuni o menopausa precoce."
"Sì, ma per quanto tempo si possono tenere congelati?" chiesi io, già in ansia per il nostro futuro incerto.
"Il vantaggio principale della crioconservazione consiste nel fatto che, dal momento che vengono congelati, gli ovociti mantengono le caratteristiche proprie del momento del prelievo. In parole povere, si mantengono alla stessa età della donna al momento del prelievo, appunto. Questo per rassicurarla sul fatto che potrete decidere il momento in cui li vorrete utilizzare. Il prelievo è precauzionale proprio perché la quantità e la qualità degli ovociti diminuiscono con l'avanzare dell'età della donna, e dagli studi emerge che, per ottenere dei risultati migliori, sia preferibile ricorrere alla crioconservazione entro i 35 anni."
Io ne avevo appena compiuti 37, ero reduce da una annessiectomia sinistra (rimozione dell'ovaio) effettuata appena 4 anni prima, e stavo per subire un trattamento chemioterapico per prevenire una eventuale ricaduta dalla recidiva al peritoneo, trattata chirurgicamente circa 2 mesi prima.

Il quadro non si presentava dei migliori e, in tutta onestà, non ero molto convinta della fattibilità della cosa. Tuttavia, come si dice, *never give up*, non arrendersi mai. Quindi, Andrea ed io decidemmo intanto di effettuare gli esami preliminari e valutare dopo il da farsi. Prevedibilmente i miei ovociti dimostravano in pieno i loro 37 anni e quindi non ci rimaneva che valutare l'aspetto temporale, ossia procedura e tempi del prelievo, e le possibilità di riuscita.

Senza troppi preamboli, ma già qualcosa ci aveva anticipato l'oncologa, il professore ci informò che avremmo dovuto cominciare la stimolazione ovarica con monitoraggi ecografici e dosaggi ormonali. Già questo ultimo aspetto mi mise in allarme, perché immaginavo già, tra anestesie subite, farmaci chemioterapici in arrivo e scarica ormonale, l'ingestione chimica che avrebbero fatto i miei poveri organi.

Inoltre, il processo sarebbe stato molto lento, perché bisognava attendere l'ovulazione, quindi almeno 2 settimane dall'inizio della terapia, per poi sottoporsi al prelievo chirurgico degli ovociti, e procedere con il congelamento. Il tutto per 2 o 3 cicli, giusto per assicurarsi più possibilità perché, e veniamo al dunque, le capacità di riuscita della gravidanza, una volta che l'ovocita, fecondato, viene trasferito come embrione nell'utero, variano dal 15% al 31% a seconda dell'età della donna al momento del prelievo.

A questa già poco felice valutazione, si aggiunse la preoccupazione dell'oncologa, la quale ci tenne a precisare che non si sarebbe assunta la responsabilità di una procrastinazione dell'avvio della chemioterapia oltre i 3 mesi dalla chirurgia.

Non ci restavano quindi molte altre considerazioni da

fare. Lasciammo perdere.
Essì. Purtroppo, la coppia affetta da una patologia che mette a repentaglio la capacità di procreare non sempre ha il tempo (e la lucidità) di mettere in fila tutti gli aspetti che le cure comportano, e ridurne quindi le conseguenze.

La casa di Rapallo

Era ormai cominciata la bella stagione, e Andrea, quando mi vedeva scalpitare per l'insofferenza a Milano, al caldo e alla parrucca, mi caricava in macchina e mi portava a Rapallo.
Sarò sempre grata ai nonni di Andrea che ci hanno dato la preziosa opportunità di disporre di un bilocale nella famosa cittadina del Golfo del Tigullio.
Anche loro, come i miei genitori, si erano sempre dedicati solo al lavoro, senza pause né vacanze, che la vita in campagna non prevedeva; tuttavia, all'inizio degli anni Settanta, ultrasessantenni, acquistarono questo appartamento, e da allora vi trascorsero i mesi invernali finché vissero.
Incastonata in una insenatura della Riviera di Levante, nel Golfo del Tigullio, Rapallo nasce come borgo medievale, anche se insediamenti sono testimoniati già dal 700 a.C. Per la sua posizione strategica nella costiera che la vede affacciarsi tra Portofino e Zoagli, testimoniata dal Castello, è stata scelta dalla nobiltà ligure per costruirvi ville e palazzi, sia in epoca rinascimentale che nei primi del Novecento.
Vivace salotto intellettuale della Belle Époque, vi soggiornarono gli intellettuali dell'epoca, affascinati dalla bellezza del luogo. Tra i suoi caffè e gli alberghi in stile

Liberty, sono passati da Rapallo artisti e intellettuali di fama internazionale – cito in ordine sparso: Eleonora Duse, Sem Benelli, Franz Liszt, Sibelius, Ernest Hemingway, Herman Hesse, Friedrich Nietzsche, Eugenio Montale, Ezra Pound...

I fasti intellettuali del passato si sono persi in una modernità che ha sostituito alla cultura il cemento (la "rapallizzazione" che ha riempito di palazzi le colline circostanti), i ristoranti e i luoghi della movida, in un contesto tuttavia che ancora si salva per la presenza del bello della Natura che la circonda.

Anche per questi forti contrasti di bellezza e decadimento, tutto quanto mi richiama alla memoria Bagheria. Quando sono a Rapallo, mi sento davvero nella mia dimensione più naturale. L'azzurro del mare, il verde della natura, la luce dei tramonti e delle albe, con quel tripudio di colori che sfumano dal grigio al lilla e dall'arancione al blu. E poi il profumo della focaccia che pervade le viuzze del centro, così simile agli odori natalizi degli sfincioni bagheresi!

Amo passeggiare tra i sentieri delle colline, a strapiombo sul mare. Il mio sguardo si perde in tutta quella immensità e bellezza verde smeraldo, come il golfo di Paraggi – avete presente? Potrei stare ore a leggere nel fragoroso cicaleccio di sottofondo della nostra giornata di mare, tipicamente (e anche scomodamente) adagiati, Andrea ed io, su uno scoglio.

I mesi migliori in cui andare, quando la costa non è ancora stata conquistata dalle schiere di cabine multicolore degli stabilimenti balneari, sono aprile e maggio. Si gode di una vista mozzafiato e di un clima piacevolmente frizzantino.

Quel fine settimana di aprile stavamo facendo una

passeggiata sul lungomare, quando Andrea, come folgorato da un'idea improvvisa, mi ferma ed esclama: *"Possiamo farlo qui!"*.
E io, distrattamente: *"Cosa Amore?"*.
"Il matrimonio, no?".
Di nuovo io, guardandolo incredula: *"Quale matrimonio, Bambi?"*.
"Il nostro, no? Non ti piacerebbe? È un posto di mare, come vuoi tu, un luogo che amiamo e dove stiamo sempre bene. E poi non è lontano da Milano, quindi tutti i nostri amici e parenti possono anche pensare di fare andata e ritorno in giornata. Che ne pensi? Perché no?"
Io non riuscivo a credere che Andrea stesse pronunciando quelle parole e, ancora interdetta, esclamai: *"Essì, perché no!"*.
Davvero trovavo l'idea geniale. Nonostante non avessi mai pensato alla possibilità di sposarci fuori dalla Sicilia (beh forse neanche alla possibilità di sposarci, a dire il vero!), mi sembrava che potesse davvero funzionare. Una buona occasione per tutti per festeggiare e per godersi appieno la giornata.
Quel fine settimana avevamo anche fantasticato su possibili date e *location* e lasciammo Rapallo con il nostro sogno nel cuore.
Ci saremmo sposati il 30 maggio dell'anno successivo, 2015 – un sabato, come risultò dall'immediato controllo al calendario – perfetto per organizzare un lungo ponte con il 2 giugno. E avremmo dato il pranzo di nozze a Villa Porticciolo, una bella dimora dalla tipica struttura ligure, immersa nel Parco Casale e affacciata sul Golfo del Tigullio.

CAPITOLO 4

IO NON SONO (SOLO) LA MIA MENTE

Dal Diario – 24 giugno 2014

È finita, in realtà già da qualche giorno, da mercoledì scorso per l'esattezza. Ma nei giorni immediatamente successivi, credo anche a causa del caldo, sono stata proprio senza forze, esausta e senza un briciolo di energia. A letto per due giorni, con la mamma molto preoccupata perché non riuscivo a riprendermi!

Non riesco ancora a crederci, sono stati quattro mesi durissimi, in cui l'impegno è stato doppio, perché tenere nascosta, in ufficio, una vicenda del genere è davvero difficile. Garantire poi le stesse performance lavorative, avere sempre il sorriso sulle labbra, risultare brillante e in forma, è una bella sfida!

Però è stato anche un bello stimolo: a pensare positivo, a mettermi su bene e non sentirmi "malata", a curarmi di più e a prestare attenzione al singolo dettaglio.

Questa messa in scena mi è anche costata un bel po': tra parrucca, occhiali e maquillage è andata via una bella cifra, che avrei potuto godermi altrimenti, ma tornerò a spendere per divertimento di sicuro.

Primo appuntamento San Sebastian per il matrimonio di Stefano. Non vedo l'ora! Primo momento di stacco dalla fine di ottobre e dalla

> *scoperta della recidiva.*
> *Vorrei non dovermi ritrovare mai più in questa situazione. Mi piacerebbe gettarmi alle spalle l'incubo di un tumore. Io ce la metterò tutta, perché io vivo una vita felice e in salute!"*

Avevo affidato queste brevi righe al mio diario non appena avevo trovato le forze per scrivere. L'ultima *bombazza* mi aveva letteralmente sfiancata, e non solo per i postumi. In realtà anche la procedura in ospedale era stata dura, e solo il pensiero che fosse l'ultima mi aveva fatta resistere ai dieci tentativi delle infermiere alla ricerca di una vena residua che mi concedesse la libertà da quell'incubo.

Quando ormai si prospettava la soluzione di ricorrere alle vene dei piedi – il solo pensiero mi aveva gettata nel terrore e nello sconforto – è arrivato, miracoloso, l'intervento dell'anestesista, che aveva interrotto tutto quell'affannarsi intorno al mio letto, riuscendo ad attaccarmi l'ultima flebo.

In fondo avevo scelto io di non farmi inserire il Port, che avrebbe reso tutto più semplice, ma preferivo non avere evidenze esterne e visibili che potessero ricordare a me o far notare ad altri il tipo di cure a cui mi stavo sottoponendo. Non è stata una scelta saggia la mia, ammetto.

Il Port è un piccolo catetere di silicone o di titanio che viene impiantato sottocute in un grosso vaso venoso e può rimanere in sede per un periodo lungo. Per questo viene utilizzato nei pazienti oncologici, per i quali si richiede un accesso venoso frequente. Una piccola cicatrice di 2 centimetri in più nel mio corpo, ma che mi avrebbe risparmiato quello strazio già dal terzo ciclo di chemio.

Consiglio di farsi inserire questo piccolo supporto a chiunque debba sottoporsi a questo tipo di trattamenti. I benefici sono di gran lunga maggiori degli effetti negativi, che poi si riducono a una cicatrice, e il vostro corpo ve ne sarà grato!

La fatica della *fatigue*

Oltre alle difficoltà per la flebo, avevo trovato particolarmente frustrante la *fatigue* dell'ultimo ciclo. In quei giorni non ero più io. Non mi riconoscevo nel trascinarmi dal letto al divano, all'altro divano, ancora al letto.
Fatigue. È curioso che sia stato creato un termine apposta per descrivere la stanchezza fisica, emotiva e cognitiva che può affliggere il malato di cancro che si sottopone a chemioterapia.
Questo senso di esaurimento delle energie è così annullante da compromettere in generale la vita sociale e le attività quotidiane, anche quelle più basiche. L'insorgenza della *fatigue* è ovviamente riconducibile ai molti cambiamenti cui è soggetto l'organismo a partire dagli effetti psicologici e della gestione del trauma, ai problemi alimentari che ne risultano (inappetenza, nausea), per arrivare al dolore fisico che si prova per effetto degli interventi chirurgici o dei trattamenti ospedalieri. Tutto ciò ha come effetto naturale la compromissione del sonno e quindi la difficoltà a concentrarsi, a prendere decisioni, a fare ragionamenti complessi. Per chi è sempre stata in moto perpetuo come me, sentirsi svuotati di energia è davvero avvilente!
La sensazione di spossatezza mi ha accompagnata per un certo periodo dopo la fine delle cure. Evidentemente

avevo ancora bisogno di tempo. Questo per me era difficile da accettare, ed ero piuttosto impaziente di risentire la mia "carica energetica".

Quindi cercavo di contrastare la *fatigue* a modo mio, con Yoga e meditazione ma anche con tante attività all'aperto, quando mi sentivo.

Contrariamente a quanto si credeva in passato, infatti, recenti studi (in particolare quelli della Fondazione Veronesi) hanno evidenziato come un rimedio molto efficace per contrastare la *fatigue* sia proprio il movimento. Come una vera e propria medicina, l'esercizio fisico contribuisce a mantenere la massa muscolare e a migliorare l'equilibrio fisico e mentale, oltre a lavorare su autostima e umore, in quanto stimola nel cervello tutti quei meccanismi chimici di produzione di endorfine e serotonina che ci fanno subito sentire euforici e di buonumore.

Io stessa lo stavo provando sulla mia pelle e lo scrivevo sul diario qualche giorno dopo la mia ultima seduta.

> Dal Diario – 29 giugno 2014
>
> *"Appena finito Yoga. Mi sento così bene dopo. Mi sembra di riprendere un po' il controllo del mio corpo e di lasciare che la mente si svuoti. Il mio segreto è proprio questo."*

Una sessione di Yoga, una passeggiata con un'amica, una bella nuotata sono ossigeno per le nostre cellule, anche se spesso un malato oncologico è portato a fare proprio l'opposto perché, nonostante istintivamente voglia abbandonare il pigiama e uscire a fare quattro passi, molto spesso familiari e medici lo invitano al riposo.

Per fortuna la pratica dello Yoga e della meditazione facevano già parte della mia *routine* quotidiana. Ne ho attinto a piene mani, anche nei momenti più difficili, perché mi hanno consentito di intervenire sul mio benessere mentale e sulla mia capacità di gestire le emozioni, aiutandomi a ridurre lo *stress* e migliorando la qualità della mia vita in quel momento.
Certo a supportarmi psicologicamente durante quei mesi bui non sono stati solamente il lavoro, l'attività fisica o lo Yoga. Devo ringraziare uno ad uno tutti coloro che mi hanno comunicato presenza e amore, e che con una telefonata, un messaggino, o una visita a casa mi hanno trasmesso energia e forza.
Il mio mondo è pieno di amici e familiari che sono parte integrante delle mie giornate e del mio vivere. Ognuno di loro ha vegliato su di me come un angelo custode, con grazia e discrezione, facendo sì che mai, neanche per un solo istante, mi sentissi davvero sola.

Il miglior farmaco: Rosamaria e Vittoria

Chi ha compiuto l'impresa più grande, in quei lunghi mesi di cura, è stata la mia *"gem"*, come a volte chiamo la mia gemella. Rosamaria, con una sensibilità tutta sua, al primo sentore di incrinatura del mio umore, staccava il biglietto per il primo *Frecciarossa* in partenza da Roma e, in men che non si dica, si precipitava a Milano in compagnia del miglior energizzante presente in natura – la mia nipotina Vittoria. La mia piccola Vitto.
Tutte e tre insieme trascorrevamo il *weekend* a giocare a nascondino, al parco a rotolarci sull'erba, o sul letto, a raccontarci le gesta di simpatici animali dai nomi improbabili che la testolina creativa di Vittoria riusciva

a concepire. Ogni attimo passato con loro era un vero toccasana e mi donava quella serenità di cui avevo disperatamente bisogno.
Sorrido ancora di tenerezza quando penso ai miei maldestri tentativi di nascondere la parrucca a Vittoria. Mi rintanavo in bagno, poggiavo la chioma sulla testina, la nascondevo dietro la tenda e uscivo in accappatoio e turbante, come dopo una doccia. Le mie precauzioni per non traumatizzarla andarono in fumo, di fronte al suo sguardo birichino, quando capii che non si sarebbe mai bevuta la storiella che la lucente capigliatura, scovata in bagno, appartenesse a una vecchia bambola presa al mercatino dell'usato e lasciata in cantina, in attesa di restauro. Vittoria, con tutto il candore dei suoi tre anni, mi rispose: *"Non è vero zia, quelli sono i tuoi capelli. Ma come mai te li puoi togliere?"*.
Non me la sentii di mentirle, le dissi la verità. La zia era stata male, e i medici le avevano dato delle medicine che potevano farla guarire. Quelle medicine purtroppo erano piuttosto forti e provocavano la caduta dei capelli. Ma solo per un breve periodo, i capelli sarebbero ricresciuti e quindi non avrei più avuto bisogno di quelli finti, che si chiamavano "parrucca".
Vitto ascoltava le mie parole in silenzio e il suo sguardo attento mi rincuorava.
Sono contenta di aver deciso di raccontarle la verità, e di aver trovato il tono giusto, rassicurante e garbato. Metterla a parte dei miei segreti, di quello che mi stava accadendo, e delle mie emozioni, è stato il primo passo nella costruzione di un rapporto di fiducia tra noi due. Lei sa che da me avrà sempre la verità. Io vivo questa nostra alleanza come un dono, il cui significato si arricchisce nel tempo.

Arriva il maschietto

Quell'estate del 2014 abbiamo fatto la nostra prima vacanza in montagna tutti insieme: ne avevamo bisogno, Rosamaria e io. Anche in quell'occasione, collegate da una trama sottile, noi due sorelle vivevamo esigenze parallele: io dovevo rimettermi in sesto dalle cure appena concluse, e lei era al quinto mese della seconda gravidanza. In pochi mesi avrebbe fatto l'ingresso nella nostra famiglia Francesco, il primo maschietto della progenie, che avrebbe interrotto la sfilza di femminucce in casa Sciortino.
La nascita di Francesco ha del rocambolesco. L'autunno aveva appena cominciato a raffreddare le giornate, che diventavano sempre più brevi.
Durante una delle nostre interminabili telefonate del sabato mattina, Rosamaria aveva espresso il desiderio che fossi io ad assisterla in sala parto. Quella proposta mi colse di sorpresa. Rosamaria mi chiedeva di condividere uno dei momenti più belli che si possa immaginare. Forse solo una sorella può concedere tanto. Una sorella, per giunta gemella.
Ero turbata: felice, terrorizzata, emozionata, non so. Ma accettai. Da quel momento cercai di prepararmi al meglio per esserle davvero di supporto.
Per prima cosa dovevo provare a tranquillizzarmi. Avevo una paura matta! Certo era la cosa più antica e naturale del mondo, ma, davvero, cosa ne sapevo io di cosa succede in sala parto? Sarò capace? Cosa dovrei fare? Quelle cose che si vedono nei telefilm, respirare assieme alla puerpera, stringerle la mano, respirare a ritmo, urlare, svenire? Non ne avevo idea ma la cosa mi entusiasmava e mi distraeva dalle mie preoccupazioni.

Una macchia scura

Quel mese di ottobre, infatti, era stato molto impegnativo, perché mi ero dovuta sottoporre a un intervento al seno.
Dopo la chemioterapia, oltre a tutti gli effetti collaterali che si erano manifestati nel tempo, una sera, mentre mi stavo cambiando, avevo notato una macchia scura all'interno della coppa sinistra del reggipetto.
In preda al panico, mi precipitai da Andrea, per capire se anche lui avesse notato qualcosa in quei giorni, mentre mi accarezzava.
Poveretto, anche lui cercava di nascondere il suo turbamento e, dopo un bell'abbraccio consolatore, mi suggerì di cercare tutte le mammografie ed ecografie fatte fino ad allora. *Eureka*, aveva ragione! Mi rilassai solo quando lessi che qualche tempo prima mi era stata diagnosticata una infiammazione a uno dei dotti galattofori del seno sinistro. Sospiro di sollievo! Quindi non c'era un collegamento con la chemioterapia o con possibili evoluzioni di altra natura – ma dovevo andare a fondo.
Negli ultimi anni, per ovvie ragioni, avevo trascurato i vari protocolli di prevenzione del tumore al seno. Sapevo tutto su medici e ambulatori specializzati nel tumore dell'ovaio ma non avevo alcun nome di riferimento per quello alla mammella. Quando chiesi alla mia oncologa, questa mi suggerì di rivolgermi a un altro Istituto, più rinomato appunto per il trattamento di quella patologia.
Non è raro che un paziente oncologico possa avere bisogno, anche nel medesimo tempo, di consultare altri specialisti, magari per sopraggiunte recidive, per meta-

stasi, o ancora per l'insorgenza di tumori in altri organi. In questa occasione, ho avuto modo di constatare come, nonostante io mi sia sempre curata al Nord, in particolare in Lombardia, dove ci si vanta (in larga parte a ragione) di una eccellenza assoluta della Sanità, ci siano ancora margini di miglioramento. In particolare, in questa occasione ho potuto verificare come manchi un adeguato sistema di supporto "pratico" al malato, che gli permetta di orientarsi facilmente.

Parlo per esempio di percorsi di assistenza con personale specializzato che possa seguirlo nelle più banali operazioni di consultazione e prenotazione di visite presso diversi istituti, qualora dovesse rendersi necessario, recuperando e condividendo le informazioni in cartella clinica, attraverso un sistema integrato di poli specialistici.

In fondo apparteniamo a un mondo di digitalizzazione estrema, dove tutte le informazioni, anche le più sensibili, sulla nostra persona, viaggiano in nuvole informatiche che aggregano grandi quantità di dati. Eppure, è il singolo paziente che, armato di buona volontà e pesanti cartellette di documenti cartacei, deve districarsi nel labirintico sistema sanitario e trovare la via più semplice per cure e assistenza.

Con tutte queste riflessioni in testa, e il cuore in gola, cominciai la trafila di analisi e visite al seno che, per fortuna, scongiurarono l'eventualità di un carcinoma. Si trattava di una ectasia, cioè una "dilatazione patologica", di un dotto galattoforo, e mi raccomandavano di intervenire velocemente per rimuoverlo onde evitare compromissioni di sorta.

Prima di allora non avevo mai sentito parlare di dotti "galattofori", quei piccoli canali escretori della ghiandola mammaria da cui dipartono per sboccare all'apice del capezzolo. Il latte materno, prodotto negli alveoli, arriva al neonato per tramite di questi canali attraverso i pori del capezzolo.

"Galattoforo": che porta il latte. In effetti ci sarei potuta facilmente arrivare già dall'etimologia se solo non avessi avuto il cervello in pappa per la paura di questa ulteriore operazione. E non solo per questo.

A detta del medico che avevo consultato, e che poi mi avrebbe operata, l'eliminazione del dotto galattoforo avrebbe impedito nel futuro l'eventuale allattamento del mio piccolo, almeno da quel seno.

Quelle parole si insinuarono dentro di me, mentre tentavo di fugare i pensieri che affioravano nella mia mente, di quelle strane coincidenze che sembravano inviarmi dei messaggi che io non volevo ascoltare.

Mi operai a fine ottobre, e fu in questa occasione che abbandonai per sempre la parrucca. Sarebbe stato troppo scomodo mantenerla in ospedale e ormai, come potevo notare allo specchio, i capelli erano tornati a coprire il mio capo in modo omogeneo.

"Certo novembre non è il mese più indicato per un taglio così corto", pensavo.

Ma, ancora una volta, riuscii a superare il rientro in ufficio e le facce incredule dei miei colleghi che si prodigavano in complimenti e apprezzamenti su quanto quella acconciatura valorizzasse il tondo del mio viso e l'espressione dei miei occhi verdi.

Una nuova avventura: Francesco

Ero riuscita a chiudere anche questa parentesi ed ero molto fiera di me. Una nuova avventura mi aspettava.

Non stavo più nella pelle!
All'alba del 24 dicembre, mi imbarcai sul primo volo Milano-Palermo: Rosamaria, nel cuore della notte, aveva cominciato il travaglio. Sperando che il piccolo desse il tempo alla zia di atterrare e precipitarsi in ospedale.
Partii da sola, Andrea era rimasto a Milano per festeggiare il Natale con sua madre.
Fin dapprincipio avevamo concordato che il Natale lo avremmo trascorso con le nostre rispettive famiglie. In fondo, noi due stavamo insieme tutto l'anno e poi, con un po' di organizzazione, avremmo potuto vederci già per Santo Stefano, o giù di lì, e trascorrere insieme il Capodanno. Per lo più era Andrea a raggiungermi a Bagheria ma quell'anno, eravamo d'accordo, lo avrei raggiunto io a Milano.
Dicevo, quella vigilia del Natale del 2014 presi il primo volo Milano-Palermo da Linate. Nonostante mi scoppiasse il cuore dalla felicità, non mi sentivo pienamente in forma. Da un paio di giorni, un raffreddore mi si era appiccicato addosso e, sebbene avessi cercato di rimediare con qualche aspirina, non riuscivo a farlo passare.
"Di certo," pensai, *"il volo in quota e i capelli cortissimi non mi sono di grande aiuto. Magari cerco qualcosa in farmacia una volta atterrata."*
Ma, tutta presa dall'eccitazione, quando in aeroporto, a Palermo, vidi mio padre agli arrivi, me ne dimenticai. Feci giusto in tempo a mangiare un panino con *panelle* e *crocchè* fuori dall'ospedale, pronta per la lunga giornata, che difficilmente avrebbe lasciato spazio a spuntini, e feci il mio ingresso, stavolta da assistente al parto, in ospedale.
Trovai una Rosamaria serafica, in attesa che si muovesse

qualcosa.

Mia sorella, con il suo pacifico *aplomb*, se ne stava seduta in poltrona. Ogni tanto emetteva qualche piccolo silenzioso gemito, a volte si alzava a passeggiare, cercando di affidare il gravoso compito alla forza di gravità. A guardarla, nessuno poteva credere che fosse una gravida in procinto di passare allo stato di puerpera.

Rosamaria è l'opposto di me, lo è sempre stata. Timida, riservata, paziente. Con quel suo carattere apparentemente remissivo e con il viso sorridente, addolcito da luminosi occhi azzurri.

Intelligenza sagace e senso dell'umorismo fine, spesso se ne esce con delle battute così originali che fanno esplodere tutti in fragorose risate. Anche in quell'occasione non rinunciava al suo umorismo e continuava a scherzare su cosa sentisse nel suo corpo e su come, a suo avviso, il bambino stesse cercando una via diversa per uscire, perché non sentiva la pressione lì dove doveva essere. Infermiere e levatrici monitoravano a intervalli regolari e tornavano indietro con facce spazientite perché, a sentir loro, il tracciato indicava che era ancora lunga e non c'era la dilatazione giusta.

Nel frattempo, io continuavo a lacrimare e starnutire. Il mio raffreddore si era aggravato, e Rosamaria temeva che non mi facessero entrare in sala parto, conciata in quel modo.

Quel sintomo così improvviso mi spiazzava. Forse una reazione psicosomatica alla paura di non essere un'assistente all'altezza della situazione, che si era impadronita di me di fronte all'invito di Rosamaria, aveva deciso di manifestarsi con quella infiammazione delle vie respiratorie. Certo mi sembrava una coincidenza ingiusta che, dopo mesi di *stress* per le cure e le operazioni, il mio corpo avesse ceduto proprio in quel momento di gioia.

Indubbiamente, al di là di quanto potessi razionalizzare, il mio corpo aveva mandato un segnale inequivocabile, ancora una volta. Avevo bisogno di una pausa, di un momento di chiusura nella mia intimità. Per tutto quello che avevo vissuto fino ad allora: per i tumori, per i dolori, per i capelli e per il seno. Per quei benedetti bambini che arrivavano nella mia famiglia ma che non erano miei. Per quel desiderio di poter arrivare anche io ad annunciare un giorno la lieta novella e trovare la felicità negli occhi di mia madre.

Quelle lacrime che uscivano copiose erano lì da chissà quanto tempo. Solo con quel raffreddore adesso mi stavo consentendo di versarle.

Ero in piedi da ormai sedici ore quando Rosamaria mi disse di andare a casa, a Bagheria, per rimediare qualche medicina, fare una doccia e poi tornare in ospedale. In un attimo percorsi i 10 chilometri che mi separavano da Bagheria.

Feci in tempo a parcheggiare sotto casa, dare una rinfrescata al viso e accettare l'invito a cena della zia Paola che, dato il trambusto di quelle ore, insistette perché papà e io ci fermassimo a cena con loro, dal momento che mamma era rimasta con Rosamaria. Era pur sempre la Vigilia di Natale. Trenta minuti dopo il mio arrivo, appena accomodati a tavola, il telefono squillò. Francesco era venuto al mondo, poco dopo che avevo lasciato l'ospedale. Ingurgitai quel boccone e partii a tutto gas in direzione Palermo. Lo trovai in braccio a Vincenzo, suo papà, che ce lo mostrava raggiante dalla finestra della *nursery* dopo il bagnetto. Francesco, quasi infastidito, pigiamino rosso natalizio,

scrutava tutti con grandi occhi scuri, i capelli sparati e la boccuccia rossa arricciata. Me l'aveva fatta proprio sotto il naso raffreddato, il mio bel monello, approfittando di un momento di debolezza, dopo tutte quelle ore di attesa.
Non lo sapevo ancora, ma quella sarebbe stata l'unica volta in cui avrei potuto essere almeno testimone del miracolo della vita.

L'anello di fidanzamento

Inaugurammo il nuovo anno con un bell'anello di fidanzamento. Andrea me lo fece trovare dentro un delizioso vasetto porta bon bon, sul mio comodino, la notte di Capodanno.
Ero rientrata da Palermo proprio con l'intenzione di inaugurare il nuovo anno dando un nuovo corso alla nostra vita insieme, lasciandoci alle spalle il brutto periodo della malattia.
La scelta del momento in cui Andrea aveva deciso di farmi dono dell'anello di famiglia e di chiedermi di sposarlo mi emozionò moltissimo. Era un momento perfetto e molto romantico. Nei nostri dieci anni insieme non mi aveva mai fatto parola dell'esistenza di questo gioiello, nonostante spesso scherzassi sull'eventualità di ricevere la fatidica scatoletta in occasione di un evento speciale.
Aprii l'astuccio bombato di velluto bluette. Dentro, delicatamente trattenuto dal fermaglio, un anello intarsiato di oro rosa antico, impreziosito da un solitario zaffiro blu, incastonato in una corolla di diamanti taglio brillante.
Rimasi meravigliata da tanta bellezza e saltai felice al

collo di Andrea, che mi fissava con uno sfacciato sguardo sornione.
Con un sorriso sfrontato mi confessò che non era stata una sua iniziativa, bensì un'idea di Mariuccia, sua mamma, quando, durante la loro cena di Natale, le aveva annunciato che ci saremmo sposati. Non stentai a crederlo.

Grazie di tutto, Mariuccia

Mariuccia e io avevamo un rapporto molto speciale. Amavo trascorrere del tempo con lei, ad ascoltare i suoi ricordi, e insistevo con Andrea per averla nostra ospite ai pranzi della domenica e delle feste. Con lei e i miei cognati eravamo famiglia, e i momenti insieme mi facevano sentire meno la nostalgia di casa e dei miei.
Mariuccia era stata la prima persona a leggermi dentro la curiosità e l'interesse nei confronti del passato di Andrea. Da donna sensibile quale era, le era bastata qualche considerazione durante il nostro primo incontro per intuire la mia timidezza nel fargli domande sul suo passato. Lei conosceva molto bene il carattere solitario e silenzioso del figlio, e non rimase affatto sorpresa quando scoprì che io non avevo nessuna idea e nessuna notizia del suo precedente matrimonio. Sapevo che era stato sposato e basta, ma con chi e per quanto tempo, e anche solo quando, non mi era dato sapere.
Così, saggiamente e senza troppi fronzoli, alla prima occasione portò con sé l'album fotografico di famiglia e, senza curarsi della ritrosia di Andrea, sfogliò con me le pagine dei ritratti del mio fidanzato, paffuto da piccolo, tenebroso da giovane e tanto, ma tanto,

affascinante in abito da matrimonio.
Dopo aver decantato lo charme del suo bell'Andrea, con guizzo impertinente, mi mise davanti la foto della coppia all'altare, nella classica posizione in ginocchio, in preghiera dopo aver ricevuto la Santa Comunione.
In quel preciso momento capii che avevo di fronte una mia grande complice: Mariuccia aveva saputo dare voce e risolvere l'interrogativo che sin dall'inizio della mia storia con Andrea mi girava in testa: com'era l'altra donna che aveva rapito il suo cuore? Credo che mia suocera avesse scelto con cura la fotografia con i visi in primo piano, il taglio giusto per poter interpretare le loro espressioni e intercettare l'intensità del loro amore, in quel momento. Un amore che ormai non era più e che non avrebbe condizionato il nostro futuro insieme. Adesso esistevamo solo lui ed io, e quell'anello era il pegno del suo amore nei miei confronti. L'amore di chi credeva ancora, e forse ancora di più, nell'Amore, e che aveva scelto me per riprovarci.

Preparativi per un matrimonio: Alessandra e l'abito

Avevamo solo cinque mesi per organizzare il nostro matrimonio, che avevamo programmato per la fine di maggio. Ci mancava tutto: documenti, partecipazioni, fioraio, fotografo, *dj*, confetti e bomboniere. Ma soprattutto mancava il mio vestito.
Non avevo mai fantasticato sul mio matrimonio, non era nei miei sogni da bambina o nelle ambizioni da ragazza. Men che meno davo importanza all'abito, forse per i miei complessi fisici o forse anche per l'immagine tradizionale che lo vede come oggetto di critiche perfide da parte di quasi tutte le ospiti. Fatto sta che la cosa mi

incuriosiva e mi ritrovai presto a setacciare i siti di *wedding planner* e *atelier* per carpire le ultime tendenze.
I *weekend* a disposizione per andare in giro per negozi non erano molti. Individuare la *boutique*, selezionare l'abito giusto, prove e lavori di sartoria: tutte le novelle spose che avevo consultato dichiaravano occorressero almeno sei mesi, se non addirittura un intero anno, per scegliere con cura l'abito del fatidico "Sì".
Quei consigli mi facevano sorridere. Nell'ultimo anno erano state ben altre le cose di cui avevo dovuto preoccuparmi seriamente. Come mio solito, non mi feci prendere dallo sconforto e cominciai a organizzarmi.
In Sicilia, la tradizione vuole che ad accompagnare la sposa nella scelta dell'abito siano mamma e sorelle. È quello il giorno che i genitori delle figlie femmine attendono fin dalla loro nascita.
Ma ahimè, mamma era molto lontana e anche indaffarata con l'assistenza a papà, ancora in convalescenza.
Chi poteva assistermi in questa nuova e folle avventura? Avevo bisogno di una persona fidata.
Illuminazione: avrei chiesto ad Alessandra. Lei e io eravamo degli assi nell'organizzazione degli eventi, lo facevamo di mestiere, e avevamo sviluppato una certa competenza nel destreggiarci tra fornitori, preventivi, prove e allestimenti.
Tant'è che, proprio il sabato mattina in cui avevamo programmato di vederci per andare a visitare un paio di *showroom*, eravamo entrambe impegnate con l'organizzazione di *shooting* io e lancio di una campagna pubblicitaria lei.
Tra una telefonata e l'altra ci facevamo assistere da commesse che dovevano interpretare gesti e sguardi per capire se procedere con la ricerca o afferrare l'involucro

verso il quale l'una o l'altra avevamo puntato l'indice. Uscita dal camerino, bastava uno sguardo di intesa tra me e Alessandra e il pollice su o giù per esprimere il giudizio che le assistenti attendevano in religioso silenzio.
Non riuscivamo proprio a scambiarci una parola, Alessandra e io, mentre armeggiavamo con auricolari e smartphone per la lettura e approvazione di *e-mail* che arrivavano in attesa di decisioni estemporanee.
Nel frattempo, avevo provato senza successo i due abiti che avevo individuato *online* qualche giorno prima, quando Alessandra mi fa cenno di aspettare a rivestirmi. Dietro di lei un'assistente, con espressione contrita, portava tra le braccia un vestito corto di pizzo macramè color bianco avorio.
Guardai Alessandra con aria scanzonata: figurarsi se a me, che non mi distinguevo certo per essere una figura slanciata e longilinea, sarebbe andato bene un taglio simile. Ma Alessandra non demordeva e i suoi occhi azzurri mi supplicavano di provarlo.
Una volta indossato, sentii subito che era quello giusto. E lo confermarono gli sguardi soddisfatti delle commesse e della stessa Alessandra. Lo specchio mi rimandava una figura armoniosa, di un'eleganza di altri tempi. Lo stile *vintage* anni '50 dell'abito, dall'ampia gonna al ginocchio con un leggero drappeggio chiuso da un grazioso fiorellino di tulle, mi donava molto, e il corpetto, in doppio pizzo dalla linea orizzontale, rendeva discreta la scollatura e segnava deliziosamente il punto vita.
Ero molto soddisfatta e impaziente di farlo vedere a mamma. La collegai in video chiamata su *WhatsApp* per farmi ammirare in diretta e la sua emozione confermò la sua approvazione.

"Buona la prima" avevo esclamato di rientro a casa, lasciando Andrea incuriosito da tanto buonumore.

"Mi fanno male i capelli"

Speravo di essere altrettanto fortunata con il parrucchiere. I capelli avevano cominciato a ricrescere dopo essere stati aggrediti dalla terapia, ma erano ancora fragili e bisognava trattarli con cura. Soprattutto, avevano cambiato aspetto, non erano più i miei bei capelli lisci e lucenti. Purtroppo, mi erano ricresciuti ricci e sfibrati, e i capelli bianchi erano decisamente in maggior quantità.
Ricordo un vecchio film di Michelangelo Antonioni, *L'Avventura*, con Monica Vitti che a un certo punto dichiarava "Mi fanno male i capelli." Ecco, anch'io a un certo punto provai il "mal di capelli".
Confidavo nei mesi che rimanevano prima del matrimonio perché, oltre ad allungarsi, ritrovassero almeno in parte il loro aspetto originario.
Oltre ai capelli, una grande preoccupazione erano ciglia e sopracciglia. Mi avevano già anticipato che avrebbero avuto una ricrescita più lenta e meno omogenea, e in effetti dopo sei mesi dall'ultima terapia me ne sono potuta rendere conto. Per cercare di stimolare la ricrescita, dopo aver cercato informazioni un po' dappertutto, ho deciso che il metodo migliore fosse, ancora una volta, qualcosa di naturale, perché non avevo voglia di sprecare tempo e denaro in rimedi estetici artificiosi. Così mi sono dotata di olio di ricino e *cotton fioc* e tutte le sere ne applicavo un po' alla base delle sopracciglia. Chissà se hanno prodotto qualche millimetrico effetto ricrescita. Di sicuro quando me ne dimenticavo e mi

sfregavo con le dita, l'olio finiva negli occhi, e vedevo opaco per un bel po'.

Durante le nostre trasferte a Rapallo per sbrigare le pratiche del matrimonio e per scegliere i fornitori per la festa, ho trovato una parrucchiera meravigliosa a cui sono bastate poche battute per capire il momento delicato che avevamo vissuto e l'attenzione che stavo mettendo nei dettagli del mio matrimonio. L'acconciatura che mi modellò era il tocco di classe che sanciva la mia vittoria, il premio per i tanti mesi di sofferenza, da portare a testa alta.

Sono state settimane entusiasmanti, e mi sono divertita tantissimo nella ricerca e nella selezione dei particolari che avrebbero reso uniche le nostre nozze.

Andrea ed io avevamo optato per delle partecipazioni molto classiche, in carta di riso avorio. Le ritenevamo più *chic*. Avevamo deciso di dare un tocco di allegria con le bomboniere di ceramica siciliana, realizzate da un'artista bagherese, Mirella Pipia, nota per il suo tratto marcato e i colori decisi. Volevo proprio lasciare a parenti e amici un ricordo della nostra festa con un oggetto che fosse anche un simbolo della mia città d'origine.

È stata lei a realizzare anche l'oggetto che abbiamo lasciato come ricordo e ringraziamento ai nostri testimoni, un uovo di ceramica di buon augurio, color bianco latte, con una donna-angelo smaltata in blu cobalto.

I colori forti dell'azzurro e del giallo ci sono sembrati perfetti per la *location* marinara del nostro matrimonio. Avevamo scelto il giallo quale colore dell'evento per il suo significato simbolico: avrebbe comunicato gioia e allegria, e avrebbe anche rappresentato spensieratezza e luce per le nostre anime affaticate. E l'azzurro perché, oltre a essere il colore del mare e del cielo, è così rasserenante, come serena doveva essere la nostra vita insieme.

Il giallo e il bianco del *bouquet* della sposa e delle decorazioni floreali avrebbero infine colorato il *tableau de mariage* e i segna-tavoli in stile: erano a forma di piccole barche ed erano stati realizzati con maestria artigianale dalla mia amica Patrizia, così come lo stesso *tableau* a tema floreale e le decorazioni per il sontuoso *buffet* dei confetti.

Per il ricevimento avevamo pensato a Villa Porticciolo, affacciata sul golfo, a poche centinaia di metri da casa Bonati, che si trova dietro il Parco Casale.

Rapallo rispondeva a tutte le nostre esigenze – era al mare, abbastanza facilmente raggiungibile da parenti e amici, e soprattutto era diventato "casa" anche per me.

Nuove preoccupazioni all'orizzonte: Mariuccia in casa di riposo

Mentre in quei primi mesi del 2015 i preparativi del matrimonio procedevano a ritmo piuttosto serrato, nuove minacce sembravano mettere in pericolo la nostra felicità.

Negli ultimi tempi Mariuccia ci dava delle preoccupazioni. Durante le nostre conversazioni telefoniche a volte non era molto lucida, e alcuni indizi lasciavano intuire qualche difficoltà cognitiva. A volte sembrava che seguisse il filo del discorso, altre volte che perdesse un poco la lucidità. Ci siamo convinti che sarebbe stato più opportuno averla più vicina a noi, così da poterle essere di aiuto in caso di bisogno. Non che fosse sola, anzi. Mio cognato Emanuele viveva con lei e si prodigava ogni giorno con ogni mezzo per non farle mancare nulla e assisterla in tutte le sue esigenze. Ma probabilmente una presenza femminile poteva essere utile anche nell'alleggerire le incombenze di Lele.

Mi lanciai così nella ricerca di un appartamento per entrambi, nei pressi di casa nostra, che fosse sufficientemente comodo e che avesse tutte le caratteristiche per ospitare una donna anziana, che aveva bisogno di un deambulatore e di una carrozzina per spostarsi anche in casa.

Non sarebbe stato facile chiedere a Mariuccia di spostarsi dalla casa in cui aveva vissuto per quasi cinquant'anni – la famiglia Bonati, ancora senza Andrea, si era trasferita in via Masotto dalla vicina via Battistotti Sassi a metà degli anni Sessanta. Questa considerazione, a cui si univa anche la preoccupazione per il cambio di zona, lasciava molto perplessi me e Andrea e i suoi fratelli, Lele e Luca.

Bisognava agire, Mariuccia era caduta già un paio di volte in casa, senza danni particolari, a parte qualche ammaccatura. Si doveva pensare anche alla possibilità di assumere una badante, o qualcosa del genere: forse era il caso di sistemare la casa di via Masotto, che era abbastanza grande.

A malincuore, Andrea e i suoi fratelli decisero di portarla, per un paio di mesi, in una casa di riposo, l'Istituto Geriatrico Milanese, e di procedere a mettere in ordine casa per eventuali necessità future.

A tale scelta seguirono delle giornate molto tristi. L'apprensione per le condizioni della madre era aggravata dalla preoccupazione per la reazione della stessa Mariuccia che all'inizio, fuori di sé dalla rabbia, non risparmiava rimproveri e invettive al povero Andrea quando andava a trovarla, ribadendo la sua delusione per quella soluzione che le appariva come un vero e proprio tradimento da parte dei suoi figli.

Turbato dal senso di colpa, Andrea si era molto rabbuiato in quel periodo, e a nulla valevano i miei sforzi per distrarlo. Dovevamo ancora decidere la meta della nostra luna di miele. Ma a quanto pare né l'idea del triangolo d'oro in Thailandia né l'avventura della crociera in catamarano ai Caraibi sembravano rallegrarlo un pochino.

Il suo umore così nero mi faceva soffrire e mi rattristava il pensiero che neanche in quella occasione potessimo vivere un po' di serenità.

Dopo quell'inserimento turbolento, va detto comunque che Mariuccia si era adattata abbastanza velocemente ai ritmi e all'ambiente della struttura, partecipando alle attività quotidiane (il corso di acquerello, il giornalino della struttura di cui era diventata redattrice e giornalista per esempio) – mantenendo comunque lo spirito polemico, che la portava a dare consigli a medici, degenti e personale, e a manifestare comunque la sua insofferenza.

Le visite pressoché quotidiane di figli e parenti (nella stessa struttura era ricoverata anche la mamma di Lella, la compagna di Luca, l'altro fratello Bonati) e le lunghe telefonate con la sorella Anna, e gli altri parenti hanno comunque contribuito a tenerla legata alla sua realtà di casa – negli ultimi tempi usciva solo per le visite mediche, e i contatti col mondo erano mio cognato Lele, gli altri figli con le loro compagne, e il telefono.

Primavera nell'aria: un nuovo arrivo in famiglia

"Il cielo di Lombardia, così bello, quand'è bello, così splendido, così in pace."
Sono d'accordo col Manzoni, milanese e cosmopolita, che con la sua città aveva un rapporto particolare – tanto da farne una dei protagonisti del suo celebre romanzo.
In quell'inizio di primavera, le giornate si stavano scaldando e la bella stagione aveva portato con sé uno splendido cielo azzurro, come quello che Milano regala nelle stagioni di mezzo, quando si crea quel bel contrasto tanto con il verde rigoglioso degli ippocastani in primavera quanto con il loro caldo foliage in autunno.
Quella primavera era stata allietata dall'arrivo di Diego, il nuovo nato di mia sorella minore Daniela. Il piccolo aveva scelto il 19 marzo, giorno della Festa del Papà, per venire al mondo, e ci aveva sedotti tutti con quei grandi occhioni castani e il visino rosa pesca. Era il secondo maschietto di casa: stavamo per raggiungere la parità dei sessi, almeno con i nipotini.
Forse conviene fare un riepilogo, ammetto che non deve essere facile per il lettore orientarsi nei meandri della genealogia della mia famiglia!
Dunque, partiamo dalla coppia femminuccia-maschietto della mia gemella Rosamaria, con Vittoria e Francesco; quindi, mia sorella Giusi, con le due femminucce, Daria e Simona. Con l'arrivo di Diego, primogenito di Daniela, eravamo tre a due per le femmine.
Il pareggio lo abbiamo raggiunto, un paio di anni dopo, con l'arrivo del secondo maschietto di Daniela, Mirko, un cucciolino dagli occhi che sprizzano sempre felicità, quello che potrei definire un cuor contento! Mio padre ha un vero debole per lui, gli è particolarmente affine.

Anche nella fisionomia: Mirko sembra il ritratto di nonno Carlo da bambino.

Come sempre, dopo la nascita di un nipotino, aleggiava in famiglia l'auspicio e la fiducia che anche i futuri sposi potessero finalmente vivere la gioia dell'attesa di un erede.

Nel frattempo, però, le mie visite di *routine* erano alle porte, accompagnate da una strana agitazione. Quell'ansia che ben conoscevo e che ancora, ogni tanto, continua a turbarmi di notte, trasformandosi in angoscia e insonnia. Mi ripetevo che a turbarmi era il clima che stavamo vivendo in casa in quelle settimane, un continuo alternarsi di emozioni belle e positive e sentimenti tristi e negativi.

"*Manca poco meno di un mese al matrimonio, sa? Penso sia normale avere un po' di paura. Nonostante io e il mio futuro marito stiamo insieme da più di dieci anni, e ne abbiamo passate davvero tante, credo che un passo simile crei sempre dell'agitazione!*", dissi all'infermiera dell'ambulatorio medico aziendale, che ormai mi conosceva bene, quando mi fece il prelievo quella mattina. Da lì a qualche giorno dovevo incontrare la mia oncologa per il tradizionale *check-up* trimestrale e dovevo portarle l'esito dei due marcatori tumorali (ca 125 e ca 19.9), esami che facevo da quattro anni a quella parte. Era il 7 maggio.

Ritirai i referti due giorni dopo, di buon mattino. Di solito li portavo a casa, perché preferivo che li aprisse Andrea. Non so cosa mi spinse quella mattina ad aprirli lì, in corridoio, in prossimità delle timbratrici all'ingresso dell'azienda.

Ricordo solo che non appena alzai lo sguardo dal foglio, i miei occhi immediatamente lucidi incontrarono lo sguardo di una collega, appena arrivata a timbrare, la-

sciandola disorientata.
Scoppiai in lacrime e lei, interdetta, corse ad abbracciarmi. Non avevo la forza di parlare, di spiegare. Mi abbandonai a quell'abbraccio muto, a quel calore umano di cui sentivo un drammatico bisogno. Non riuscivo a respirare: avevo la gola secca e chiusa. Avevo bisogno di uscire, di prendere aria, di chiamare Andrea. Rispose al primo squillo.

"Amore, vieni a prendermi. È tornato."

Bastarono poche parole, *"Amore, vieni a prendermi. È tornato."*
"Arrivo subito." Il tono grave sostituì repentinamente l'allegria del suo "Pronto" non appena mi rispose al telefono. Sapeva che andavo a ritirare gli esiti degli esami e sperava che la mia fosse una telefonata rassicurante, per comunicargli che, per fortuna, anche quella volta i livelli dei due marcatori erano nei giusti parametri. Non fu così.
Ho sfiorato l'attacco di panico. Non vedevo l'ora che Andrea mi raggiungesse, speravo si materializzasse quasi, per rifugiarmi nel suo abbraccio.
In un attimo di lucidità residua, pensai che sarebbe stato opportuno informare anche il mio nuovo capo. Guido era arrivato da pochi mesi e, presa dal suo entusiasmo e dalla sua fregola di nuovi progetti, avevo preferito evitare di raccontargli di me. Cosa avrei potuto dirgli durante le prime presentazioni?
"Ciao Guido, piacere di conoscerti. Sono Mariarita Sciortino, seguo il Consumer Marketing da circa un anno e mezzo ma ho passato gli ultimi 12 mesi a curare il mio secondo tumore."
Avevo cercato, al contrario, di celare qualsiasi indizio,

rendendomi sempre disponibile, intraprendente e proattiva, dedicandomi con passione ai nuovi progetti – che era anche un modo per me di uscire dalla condizione di malata.

Ma Guido, che all'arrivo in ufficio quella mattina si era imbattuto nella mia collega e da lei aveva appreso del mio malessere, mi accolse con un sorriso consolatorio. Bofonchiai qualcosa sui miei trascorsi oncologici e sul timore che avrei avuto bisogno di tempo per affrontare il nuovo da farsi. Mi rassicurò dicendomi che sarebbe andato tutto bene, e confidandomi che anche lui, in passato, aveva combattuto un tumore. Mi colpì molto la sua trasparenza. Sorrise e mi incoraggiò a prendermi cura di me e a non preoccuparmi affatto del lavoro. Lui mi avrebbe aspettato, così come gli altri miei colleghi.

Lo apprezzai molto e quella umanità mi scaldava il cuore.

Non è stato facile per me mostrarmi così fragile. Con tutti gli sforzi che avevo fatto per tenere nascoste malattia e cure solo qualche mese prima. Ma quell'apertura e quella solidarietà mi hanno fatta sentire compresa e supportata. Non giudicata debole, come temevo. Poter uscire allo scoperto, in quel momento, è stato liberatorio. Un pensiero in meno.

Andrea, nel frattempo, si era letteralmente catapultato da me, e insieme ci recammo in ospedale. Percorremmo il breve tragitto in silenzio, cercando ognuno di capire come affrontare quanto avremmo appreso di lì a poco. Eravamo increduli e spaventati. L'idea di dover affrontare di nuovo un percorso di dolore e sofferenza. Il pensiero, non espresso, del possibile esito negativo del percorso. La necessità di dar fondo a tutte le nostre, residue, energie. Senza sapere se sarebbero bastate. Di

nuovo e di nuovo. Soli con noi stessi e insieme, accomunati dalle nostre paure e dal nostro amore.
Che bella parola, però. *Insieme*. La nostra forza, anche nel dolore.

Il verdetto dell'oncologa

Da quando avevo aperto la busta che aveva rivelato i valori dei marcatori tumorali di gran lunga oltre il limite, non ero riuscita a mettermi in contatto con la mia oncologa, che si trovava all'estero. Mi ricevette il chirurgo che mi aveva operata l'ultima volta.
Dopo aver armeggiato, per un buon quarto d'ora, con la macchinina dell'ecografia transvaginale, con uno sguardo che non lasciava adito a interpretazioni diverse, il medico mi invitò a rivestirmi e si premurò di chiamare Andrea.
Ci siamo messi a sedere, tutti e tre, ognuno nel suo ruolo. Al di là della scrivania, il dottore ci guardava con occhi gentili e un po' alla volta, con voce pacata ma ferma, ci spiegò che purtroppo una massa tumorale avvolgeva l'ovaio di sinistra, quello che era "sopravvissuto" alla prima operazione, grazie all'intervento della ginecologa che aveva deciso, in sede chirurgica, di intervenire solamente rimuovendo ovaio destro malato, risparmiando quindi il sinistro.
Il tumore aveva un volume piuttosto importante e sarebbe stato opportuno procedere con urgenza. Fece una pausa, forse per raccogliere anche lui un po' di coraggio, e continuò: *"Mi dispiace, purtroppo non possiamo più aspettare. Stavolta non possiamo più salvarlo."*
Non c'era bisogno di aggiungere altro. Avevamo già capito tutto. Ci siamo voltati a guardarci, nei nostri

occhi pieni di sgomento stava spegnendosi anche l'ultimo bagliore di speranza, quel flebilissimo desiderio cui ci eravamo aggrappati in tutti quegli anni, e che per .paura di profanarlo non avevamo mai nominato. Le nostre dita intrecciate, salde, erano diventate il nostro nuovo appiglio quando, interdetti e vinti, abbiamo sollevato lo sguardo verso il medico e con un lunghissimo sospiro abbiamo annuito con la testa e con le palpebre. Il nostro cuore muto, come le nostre labbra.
Cosa potevamo dire, cosa potevamo urlare? Che ci saremmo sposati da lì a tre settimane? Che con quel matrimonio si rinvigoriva la speranza di aggiungere dei bambini alla nostra famiglia? Che era troppo duro per noi quel pugno nello stomaco, un colpo basso dopo tutti quelli schivati, che ci stendeva al tappeto, annunciando la fine del *match* che da anni stavamo disputando tra la volontà di resistere e la tentazione di arrendersi al fato.
Mi sarei dovuta sottoporre a un intervento chirurgico cosiddetto demolitivo, contrariamente agli altri due (all'ovaio di destra e al peritoneo) che erano appunto conservativi. Un intervento che prevedeva non solo l'annessiectomia sinistra, ovvero la rimozione di ovaio e tuba, ma anche una isterectomia totale. Non c'era più modo di salvare l'utero.
Mi venivano in mente le parole della mia oncologa che, durante le visite, mi chiedeva come stesse procedendo il "progetto", riferendosi alla possibilità di "cercare" una gravidanza. Perché non mi avrebbe fatta arrivare ai quarant'anni con l'utero in corpo, dal momento che si sarebbero moltiplicati i rischi di recidiva, e quindi riteneva opportuno procedere chirurgicamente prima di quella data. Queste sue considerazioni, che io vivevo

anche come delle minacce, mi lasciavano sempre dell'amaro in bocca. Perché mi sentivo impaziente e impotente. Come potevamo Andrea e io "forzare" il sistema? Erano successe così tante cose nell'ultimo anno. Mi ero appena ripresa dalla chemioterapia, l'ultima seduta l'avevo fatta appena dieci mesi prima. Ma come potevamo, noi, accelerare quando sembrava che tutti i nostri buoni propositi venissero fermati violentemente da una forza bruta che ci sovrastava?

A casa, quella sera, ho riversato tutta la mia rabbia al telefono su mia madre. Tutto il mio dolore è uscito con veemenza, dando voce a quei pensieri che tentavo di scacciare da mesi. Le urlai il mio rancore per le sue esortazioni ad avere un figlio, che avrebbe portato serenità e buoni auspici, cancellando tutto il male che avevamo vissuto. Le lanciai i miei improperi per tutte le volte in cui, dopo le mie varie operazioni, pregava perché la Madonna intercedesse perché rimanessi incinta, magari rivolgendole anche qualche promessa di voto. Le scaricai addosso tutta la mia rabbia per le volte in cui arrivava l'annuncio della gravidanza di una delle mie sorelle e lei, anziché dedicare loro la giusta attenzione, rispondeva, guardando me con compassione e commiserazione, "*non preoccuparti, la prossima sarai tu*".

Quella sera, urlai a mia madre parole terribili, dettate dalla mia disperazione. In quel momento solo a lei potevo dire "*Ben ti sta. Così adesso la finirai di stressarmi!*"

A quale livello di cattiveria possiamo giungere quando siamo disperati, quando il dolore strazia il nostro cuore e ci fa lottare contro i nostri più intimi fantasmi. Una lotta che ha bisogno di un nemico facile, cui sferrare i colpi della rabbia, e cadere poi esanimi alla ricerca di un po' di sollievo.

In questo, una mamma, mia mamma, rappresentava il "nemico" perfetto. Perché è la persona che mi provoca più di ogni altra al mondo e fa uscire fuori il peggio di me. Non mi sono mai scusata con lei, in tutti questi anni. Non credo servisse. Sono sicura che mi ha già perdonato. Come io ho perdonato lei.

Un'altra operazione – e Alessandra

Avevamo deciso di tenere momentaneamente per noi la notizia del mio nuovo intervento, per non scatenare preoccupazione tra parenti e amici. Avevamo riflettuto molto sulla possibilità di rimandare le nozze, e alla fine non avevamo avuto dubbi sulla necessità di celebrarle.
Entrambi trovavamo in quella festa un motivo per lottare e per tenere "in bolla" il nostro sistema nervoso. Eravamo entrambi convinti, e Andrea mi conosceva molto bene, che gli ultimi preparativi dei festeggiamenti, la prova menù, la preparazione dei confetti e tutte quelle piccole attività che ci avrebbero impegnato in quelle ultime due settimane, ci avrebbero tenuto la mente occupata, distraendoci dalle nostre tristi riflessioni.
Mi sono ricoverata una domenica mattina. In realtà quel *weekend* le mie amiche avevano organizzato il mio addio al nubilato. Una gita in barca a vela all'isola del Giglio. Un vero e proprio sogno per me, che adoro il mare e che da tanto desideravo veleggiare con il vento tra i capelli e l'immenso blu davanti.
Per l'occasione, avevano organizzato tutto nei dettagli, facendo realizzare persino una *t-shirt* personalizzata, che conservo gelosamente, con il motto *"Tutti abbiamo bisogno di un po' di Sciorty al giorno!"*.
"Che guastafeste che sono!", pensai, e chiamai Maurizia e

Alessandra, per informarle che non ci sarebbe stato nessun addio al nubilato, non quel *weekend* almeno. Le mie amiche rimasero senza parole, amareggiate com'erano per me. Avrebbero informato loro Elena, Patricia e Pina. Ci saremmo aggiornate, chissà quando.
Quel sabato mattina invece, pur di non lasciarmi sola, si sono riunite tutt'e cinque, comunque, e mi hanno accompagnata a comprare il *necessaire* per l'ospedale, trasformando persino la scelta della camicia da notte in un simpatico e rumoroso giro di *shopping*.
Il loro amore e le loro premure mi hanno incoraggiata e resa forte per l'ennesimo ingresso, la mattina del giorno dopo, domenica 10 maggio, in ospedale.
Ormai conoscevo a memoria le procedure di pre-ricovero. Quelle azioni e quei luoghi, purtroppo, mi erano tristemente familiari. Speravo solo di potermene stare da sola, non avevo voglia di chiacchiere con nuove compagne di stanza. Nonostante avessi sempre legato con la coinquilina del caso, questa volta temevo di incontrare qualcuna delle donne che avevo conosciuto in chemioterapia o, peggio, durante i ricoveri precedenti. Non volevo rispondere alla curiosità di sapere se fosse stata la prima o la seconda volta, né tantomeno essere aggiornata sulle loro, di storie. Quando entri nel circolo della malattia, e ti confronti con altri pazienti, nonostante la grande empatia che si può provare, forse solo un po' di cinico distacco può preservarti dalla pazzia.
Mi avrebbero operata lunedì 11 maggio. Avevamo concordato con il chirurgo che avrebbe fatto di tutto per poter procedere in laparoscopia, ovvero con la tecnica chirurgica più moderna e meno invasiva, che gli consentiva, attraverso delle piccole incisioni, di avere

accesso alla cavità addominale e pelvica e intervenire con il laparoscopio. Questo avrebbe favorito una più veloce ripresa post-operatoria. Ovviamente non poteva garantircelo, dal momento che solamente in sede di intervento avrebbe potuto decidere come agire.

Se tutto fosse andato per il verso giusto, avrei potuto contare su 18 giorni di convalescenza per poter tornare in forma smagliante e varcare la soglia del Municipio di Rapallo in abito da sposa.

Con questi calcoli e con i racconti dei preparativi del matrimonio intrattenevo le infermiere e la capo sala la notte prima dell'intervento. Loro mi ascoltavano con pazienza e interesse, anche con qualche gridolino di ammirazione di fronte alla foto del mio abito da sposa: mi conoscevano da anni ormai, e c'era un clima piuttosto giocoso, quella notte. La mattina all'alba mi prepararono per l'intervento, con il solito sorriso sulle labbra. Tutte facevano il tifo per me, lo sentivo, ma nessuna poteva sbilanciarsi. Come si potrebbe, del resto, quando qualsiasi parola detta diventa per la paziente una solida verità?

L'urgenza di intervenire era stata tale che decidemmo con Andrea di gestircela tra di noi. Mamma aveva insistito perché le prendessimo un volo, ma abbiamo meditato sul fatto che sarebbe stato più utile che ci aiutasse nel post-operatorio.

In questa occasione è stato provvidenziale l'intervento di Alessandra, la mia amica-sorella aveva deciso di prendere un paio di giorni di ferie per rendersi disponibile in ospedale, ad assistermi. Lei e Andrea hanno pazientemente atteso che arrivassero le prime notizie dalla sala operatoria. La presenza di Alessandra ha contato molto per Andrea, che aveva tanto bisogno di un po' di calore amico anche lui. Per ammazzare il tempo, si era inventato una chat su *WhatsApp*, il *Canale Bambinews24*, che dava notizie in tempo reale a parenti, amici e colleghi che lo avevano saputo e che altrimenti avrebbero intasato il suo telefono, costringendolo a ripetere le stesse notizie all'infinito.

Ormai aveva sviluppato una certa dimestichezza nella gestione delle emergenze e della comunicazione e, anche se non amava dialogare in quei momenti di tristezza, capiva bene quale preoccupazione potesse esserci per me e quanto fosse importante rincuorare coloro che mi amavano.

Dopo qualche ora, arrivarono le prime informazioni dalla sala operatoria, e Andrea e Alessandra tirarono un sospiro di sollievo. L'intervento era riuscito.

Nonostante la grande massa, il chirurgo aveva deciso di optare per la laparoscopia. Il che significava che il tumore era piuttosto isolato e quindi non c'era stato bisogno di intervenire ulteriormente. In un paio di settimane sarei stata in grado di riprendere le mie attività, più o meno lentamente ma autonomamente.

Questo voleva dire che il nostro sogno d'amore si sarebbe avverato e che potevamo davvero festeggiare presto.

Con questa gioia e adrenalina, Andrea si preoccupò di chiamare uno per uno i nostri ospiti, raccontando brevemente cosa era accaduto ma rassicurando tutti che il matrimonio si sarebbe tenuto come da programma. Unica gentile raccomandazione: evitare, se possibile, il rituale augurio di "*prosperità e figli maschi!*".

Un motivo in più per amare quest'uomo e per confermare ancora oggi la mia promessa per lui. Il cuore grande e la sensibilità che ha sempre dimostrato di avere nei miei confronti sono ogni giorno una certezza, sia quando veleggiamo in calma piatta sia quando spieghiamo le vele nella tempesta.

Mi risvegliai con Andrea che vegliava su di me. Il suo sguardo amorevole mi sussurrava che era andato tutto bene e che potevamo sposarci. Lacrime nuove di felicità si mescolavano alle lacrime stanche di ritornare.

Era tempo di rialzarsi, ma stavolta sarebbe stata dura. Più dura. Se il pensiero dei festeggiamenti del nostro matrimonio mi spronava a non abbattermi, il tarlo della sterilità a soli 37 anni mi logorava.

Dal Diario – 25 maggio 2015

Eccoci ancora qua, a scrivere la cronistoria della mia malattia. Siamo a 2 settimane dall'operazione che mi ha resa completamente sterile. Il 7 maggio il responso delle analisi del sangue, inesorabile verdetto dai c.a tumorali. Mai visti così alti. Decuplicati rispetto al valore massimo. Per fortuna in ospedale mi hanno ricevuta subito. La malattia è tornata. All'ovaio una massa di 6x4 centimetri. Stavolta non si riesce a salvare l'utero – tuona il dottore – non possiamo più aspettare!

Cosa ho provato? Non so, una forte impotenza, ero inerme, non un battito più accelerato, non un battito disperato, piattezza emotiva e mentale. In quel momento non ho pensato a nulla. Né al bambino mai concepito e mai nato, né alla vita senza figli, alla mia storia con Andrea, per sempre solo noi due. Non un futuro di noi, nessuno che ci sopravviverà. Nessuna disperazione. Solo placida accettazione e volontà di tentare, ancora una volta, di sopravvivere.

La malattia, questa compagna silenziosa, si frappone tra me e la vita e ogni volta decide di fare capolino nei momenti meno opportuni, quasi sapesse di arrivare a rovinare la festa. Proprio una guastafeste che ci ha provato anche questa volta, a sole tre settimane dal matrimonio!

Ma noi non glielo permetteremo. Faremo festa e gioiremo, il 30 maggio, perché questo matrimonio è la consacrazione del nostro amore. Un amore puro, sincero, forte, tenero, quotidiano. Un amore che resiste, nonostante gli assalti della vita, che rimane eretto, orgoglioso e sempiterno. È una fortuna, è un miracolo, è molto di più di quanto avrei potuto sperare. Non c'è malattia che tenga o che possa limitarmi o impedirmi di fare ciò di cui sono sempre più convinta. Sposare Andrea, il mio Bambi, per sempre!

CAPITOLO 5

IO NON SO (PIÙ) CHI SONO

Dal Diario – 27 maggio 2015

Oggi si parte per Rapallo, fra tre giorni il matrimonio!
Ci siamo. Quasi non ci credo! Quante ne abbiamo passate, insieme.
Quante esperienze, quante avventure, quanto divertimento, anche.
Quante emozioni, crisi, problemi, ma anche gioie e risate.
Dopo 11 anni di vita insieme, finalmente ci siamo.
Andrea e io formiamo un universo strapieno di differenze ma assolutamente complementare. Ci leggiamo dentro, sappiamo comprenderci e confrontarci. Tolleriamo le nostre debolezze, amiamo i nostri difetti (oddio, forse questo è solo parzialmente vero). E soprattutto siamo una forza unica nelle difficoltà (sì, questo invece è proprio vero!).
Spero che la vita ci dia abbastanza tempo per continuare a conoscerci, ad amarci, ad accompagnarci a vicenda nel nostro viaggio.
Sabato sarà il grande giorno. Poi ancora insieme a tentare di superare anche questa onda anomala. Noi siamo proprio come una barca a vela, a volte navighiamo anche controvento.
Vediamo cosa succederà dopo il 3 giugno. Quel giorno, i medici si pronunceranno sul da farsi. Di sicuro andremo a trovare la

> *Madonna a Medjugorje. Le chiederò di farmi la grazia di guarirmi. Di fare in modo che dopo tutte queste sofferenze, possa vivere con il mio Bambi per tanti anni, ancora.*
> *Ti prego Madonna mia, entra dentro di me e guariscimi.*

Ero riuscita a rimettermi in piedi qualche giorno dopo l'intervento. Mamma mi aveva raggiunta a Milano per darmi una mano, c'erano ancora tante faccende da sbrigare prima del matrimonio. I famosi ultimi dettagli che hanno bisogno di tempo e di concentrazione per essere ultimati con precisione.

Eravamo alle prese con il taglio dei nastri per sigillare confetti e bomboniere, quando ricevetti una telefonata dalla segreteria del Comune di Rapallo. Mi informavano che, purtroppo, avevano destinato la Sala Consiliare in cui dovevamo sposarci quale sede delle elezioni regionali di domenica 31 maggio, e quindi non sarebbe stata disponibile per la nostra cerimonia di nozze!

Guardai mia madre come interdetta, non riuscivo a credere alle mie orecchie, tanto ero sconvolta per quella notizia inaspettata. Né tantomeno riuscivo a intravedere, in quel momento, un'alternativa valida, con così poco preavviso e una convalescenza in corso.

Di fronte alla mia agitazione, la segretaria farfugliò che l'unica *location* di cui il Comune poteva disporre nel breve era la Villa Tigullio, una residenza nobiliare del XVII secolo all'interno del Parco Casale. Tra l'altro, a due passi da casa di Mariuccia, molto più comoda per i suoi spostamenti in sedia a rotelle.

La Villa Tigullio si trova in cima a un piccolo promontorio che domina il golfo di Rapallo e tutto il Tigullio, fino al promontorio di Portofino. È circondata da un grande giardino: nella sfortuna, una *location* perfetta.

Edificata nel Seicento dalla famiglia Spinola, da ultimo era la residenza di alcune facoltose famiglie inglesi; passata al Comune di Rapallo, è sede della Biblioteca e del Museo del Merletto. La sala di rappresentanza, affacciata sul mare, usata per le cerimonie, offriva una "splendida cornice" al nostro matrimonio.

Mi sembrava tutto così buffo. Avevamo tanto sognato di sposarci lì, era un nostro luogo del cuore, immerso nel verde, con uno splendido belvedere affacciato sul Tigullio. Ma avevamo dovuto scartare presto l'idea, a causa dei costi improponibili che ci avevano esposto quando c'eravamo informati, prima di optare per la Sala Consiliare. Eppure, nel modo più inaspettato che potessimo immaginare, abbiamo potuto realizzare il nostro sogno.

Qualche giorno dopo il matrimonio, scoprimmo di essere stati paparazzati da un giornalista locale, che si era appostato, confondendosi tra gli invitati, a scattare qualche fotografia per un articolo in cui annunciava che la Villa, dopo anni di chiusura, apriva finalmente le sue porte alle cerimonie nuziali.

E così, l'intero Parco Casale aveva accolto noi e i nostri ospiti offrendoci due fra le sue perle: la Villa Tigullio, in cui abbiamo tenuto la cerimonia, e la Villa Porticciolo, scelta per il ricevimento.

Padre Luciano

Io e Andrea eravamo giunti a Rapallo qualche giorno prima, assieme ai miei genitori. Io non avevo ancora recuperato del tutto le forze, e mi stancavo facilmente, ma il mio spirito organizzatore non mi aveva abbandonato. Bisognava coordinare i trasferimenti dall'aeroporto di Genova, confermare la cena di benvenuto, ritirare il *bouquet* della sposa e le *boutonniere* per lo sposo, per il papà della sposa e i due testimoni. E ancora, verificare la disposizione dei tavoli e le composizioni floreali, incontrare il fotografo per un sopralluogo degli scorci più suggestivi.

Bisognava anche prendere gli ultimi accordi con il *deejay*. La colonna sonora della nostra festa era stata attentamente selezionata da Andrea, e volevamo accertarci che il dj avesse seguito pedissequamente le indicazioni per una *playlist* basata sulla musica *soul* anni '70 della *Motown*. Io ero nel pieno delle varie attività, quando mi chiamò Padre Luciano, il simpatico prete che avevo conosciuto qualche mese prima, in occasione della preparazione al sacramento della Cresima che ho ricevuto per fare da madrina al Battesimo del piccolo Francesco.

Fin dal nostro primo incontro avevo sentito di essere dinanzi a un vero Padre Spirituale, oltre che a un uomo incredibile. Padre Luciano era stato così discretamente presente, con le sue parole e le sue preghiere, nelle ultime settimane in cui il mio cuore si era trovato smarrito nella paura e nella disperazione!

Il mio amico prete, dunque, con il suo solito garbo, nel corso della nostra telefonata, mi fece notare quanto gli arrivasse forte la mia concitazione di quel momento, come se percepisse il fatto che non avessi tanto tempo (e attenzione) da dedicargli.

"Ricorda Mariarita che quello per cui vi state preparando non è solamente una festa per i vostri amici, ma è il giorno del vostro matrimonio! Lasciate stare gli impegni e ritagliatevi un momento per voi due. Concedetevi uno spazio intimo, lontani dal caos di queste ore, per ricordarvi chi siete e per confermare, innanzitutto a

voi stessi, la decisione di scegliervi giorno dopo giorno."
Padre Luciano sapeva che la nostra sarebbe stata una cerimonia civile e che per Andrea fosse il secondo matrimonio. Sono sicura che avesse il forte desiderio di poter officiare il rito religioso per noi e, con quelle parole, a modo suo, aveva voluto dedicarci una piccola omelia privata, dandoci la sua benedizione. Con poche parole aveva fatto ordine e ci aveva focalizzati, entrambi, su un aspetto molto importante: rimanere noi stessi sempre, nell'intimità della nostra scelta.
Incoraggiati da quel messaggio, ci siamo concessi un pranzo all'Arenella, in riva al mare di Zoagli. Il cielo limpido e il mare calmo di fronte a noi rasserenavano i nostri cuori, e noi spiegavamo le vele verso la nostra nuova vita insieme.

La vigilia: ma io chi sono?

La sera della vigilia, finalmente, tutto era pronto per il grande giorno. I nostri amici, arrivati da ogni dove, sparsi com'erano tra lo Stivale e mezza Europa, avevano approfittato del lungo fine settimana, con il ponte del 2 giugno, per trascorrere qualche giorno in Riviera. La mia famiglia aveva colto l'occasione per un viaggio di svago, fuori dal canonico stile matrimoniale isolano. Mentre i familiari di Andrea apprezzavano di buon grado l'occasione per tornare a Rapallo, come loro consueto, fin dai primissimi e caldi fine settimana primaverili.
La cena di benvenuto con cui abbiamo accolto i nostri ospiti è stata il primo momento di forte emozione per Andrea e me. Eravamo così felici e così grati di ritrovarci tutti insieme. Coloro che ci amavano avevano messo da parte tutti i loro impegni pur di essere presenti.

Molti di loro mi vedevano per la prima volta, dopo l'anno trascorso in pena per tutte le mie operazioni e cure. In quel momento, tutti mi hanno manifestato il loro affetto con estrema delicatezza, trasmettendomi la loro empatia con una carezza o anche solo con il loro sguardo amorevole. Tutto questo amore mi toccava profondamente.

Alla cena mi presentai in un abito in jersey di viscosa crêpe rosso, con maniche corte e scollo a V, e un raffinato drappeggio sul bustino, attillato e fermato in vita da un morbido nodo. Rosso, come le scarpette di Dorothy nel *Mago di Oz* – il mio colore preferito. Un bel rosso scarlatto, a segnalare la mia ritrovata sicurezza in me stessa, a riaffermare il mio essere donna, nonostante la "mutilazione" appena subìta.

Erano passate poco meno di tre settimane dalla mia ultima operazione, quella che mi aveva resa definitivamente sterile, e non avere più l'utero non aveva significato solamente non poter più diventare madre in modo naturale. Uscita dalla sala operatoria, il pensiero di essere "meno" donna di prima ha cominciato a turbarmi. Sarei stata ancora desiderabile e attraente per Andrea? Avrei ancora avuto una vita sessualmente attiva? Avrei ancora potuto provare e dare piacere?

Una marea di dubbi mi assalivano nei momenti di solitudine e tentavo di scacciarli via. Nonostante i miei sforzi, tutte quelle domande facevano capolino nei momenti più disparati. Non avevo risposte.

La notte prima delle nozze

La notte prima della cerimonia, rientrati dalla cena, ero letteralmente in preda al panico. Sono rimasta sveglia fino all'alba, rigirandomi tra le lenzuola, con il cuore che batteva all'impazzata e un profondo senso di angoscia che mi schiacciava il petto.

Osservavo Andrea, che dormiva serafico al mio fianco, chiedendomi come avrei potuto rendere felice quell'uomo. Quale futuro avrei potuto dargli, io? Ci saremmo bastati, solo io e lui? E se all'improvviso avesse nutrito il forte desiderio di diventare padre, saremmo riusciti a reggere anche questa eventualità?

Al primo bagliore dell'alba, il suono del campanello interruppe il tumulto di pensieri e sensazioni contrastanti. Me li scrollai di dosso, come faceva Rossella O'Hara, l'eroina di *Via col Vento*, che nei momenti più difficili trovava comunque la forza e lo spirito per andare avanti.

"Ci penserò più tardi. Più tardi avrò il coraggio di sopportarlo. Non voglio pensarci adesso". Come diceva Rossella, *"Domani è un altro giorno."*

Mi alzai e aprii la porta al nuovo giorno, il giorno del mio matrimonio.

Toccò alla parrucchiera Chiara, in arte Shary, rimediare con trucco e acconciatura ai danni di quella intensa notte in bianco. Il risultato fu semplicemente meraviglioso: davanti allo specchio ho trovato una giovane sposa, anzi, una donna, raggiante, che sicuramente aveva dormito benissimo, e altrettanto sicuramente non aveva paura di nulla.

In quel momento, sapevo di nuovo chi ero.

Noi non siamo soli

Anche in questa occasione, come in ogni cerimonia che si rispetti, Andrea e io non eravamo soli. Una coppia di cari amici aveva preso una camera nel nostro B&B apposta per aiutarci nel rituale della vestizione. Massimo e Laura.

Andrea era molto rassicurato dalla presenza di Massimo. Con il suo migliore amico di fianco, era in grado di vivere qualsiasi situazione con leggerezza e ilarità. Si conoscevano fin da ragazzi, compagni di classe alle superiori, e l'uno per l'altro erano la compagnia giusta per i momenti forti.

Non saprò mai cosa si dissero quella mattina nella camera di Massimo, dove lo sposo si vestì con quei gesti lenti che caratterizzano da sempre la sua toilette quotidiana.

Laura, invece, rassicurava me con la sua dolcezza e il suo rispetto delle emozioni. Non una parola di troppo, nessun commento sul mio stato d'animo. Con grazia e compostezza, mi aiutò a indossare l'abito, abbottonando, uno dopo l'altro come i granelli di un rosario, i bottoncini del bustino.

Non dimenticheremo mai la delicatezza e la poesia con cui Massimo e Laura ci abbracciarono in quegli istanti. Con il loro amore per noi, ci aiutarono a entrare nello spirito della giornata, accompagnandoci a superare le nostre vulnerabilità e insicurezze.

Arriva la sposa?

Stefano invece, altro grande amico di Andrea, milanese ma ormai da anni residente a Rapallo, si offrì di farmi da autista, accompagnando quindi me e i miei genitori, in auto, fino all'ingresso della Villa Tigullio.

Alle 12 in punto, come un orologio svizzero, eravamo praticamente arrivati, in barba all'attesa che di norma

contraddistingue l'arrivo della sposa. Tuttavia, vedendomi molto nervosa, Stefano, con la scusa di dare agio agli invitati di accomodarsi, decise di fare ancora qualche giro in macchina, con la speranza che ciò contribuisse a farmi scaricare un po' di tensione.
In verità credo che anche lui fosse estremamente emozionato. Il suo grande amico si sposava per la seconda volta, e per scaramanzia, stavolta, aveva optato per il ruolo dell'autista, evitando di bissare quello da testimone.
L'emozione generale, nell'abitacolo della nostra auto, era accompagnata dalla preoccupazione per le condizioni meteorologiche. La mattinata si era annunciata con nuvole grigiastre e nessun cenno di sole all'orizzonte.
Avevamo iniziato a controllare il meteo appena svegli, cercando di capire dai movimenti delle nuvole se venissero dai monti o dal mare, e ipotizzando la loro evoluzione. Anche in auto, in preda all'ansia, controllavo ogni due minuti le previsioni sui vari siti, confidando sul flebile raggio di sole che finalmente a tratti filtrava dalle nuvole.
Avevamo sfidato la sorte scegliendo un banchetto all'aperto, per godere della vista panoramica sul Tigullio, ma, a quel punto, c'erano rischi anche per la cerimonia nuziale, dal momento che il salone della Villa aveva una capienza limitata, e qualcuno sarebbe stato costretto ad assistere dall'esterno.
Basta, non si poteva più attendere oltre. *"Bisogna andare"* – tuonava dal canto suo il mio impaziente padre!

"Andiamo a sposarci, Bambi!"

E così, alle 12.15, feci il mio ingresso dai cancelli del parco di Villa Tigullio. Andrea, visibilmente emozionato nel suo elegante abito blu, mi attendeva davanti all'ingresso.
In mezzo tra mamma e papà, come forse neanche da bambina mi era capitato di trovarmi, con un sorriso rigido stampato in viso, camminavo verso di lui, piena di emozioni e ancora incredula che fossimo lì, che ce l'avessimo fatta, nonostante tutto.
Andrea mi accolse con le lacrime agli occhi e un sorriso tenerissimo. Mi guardò e mi si sciolse il cuore quando, dopo aver sfiorato la mia fronte con un bacio di benvenuto, mi prese per mano e mi disse: *"Andiamo a sposarci, Bambi!"*
Le nostre mani strette l'una all'atra, risalimmo il vialetto verso il salone della Villa. Parenti e amici ci facevano ala, con un applauso scrosciante, e gli occhi lucidi. Che dire? Alla loro vista sono scoppiata in un pianto dirotto, incontrollabile. Subito dopo, un pensiero agghiacciante: mi si sarebbe sciolto il trucco!
Andrea, per farmi reagire mi disse che sembrava che mi stesse portando al patibolo e non all'altare. Gli sorrisi, tirai su con il naso, asciugai le lacrime e ripresi il cammino sorridendo. Era bellissimo vederli tutti lì, vicini a noi, con tutto il loro amore.
L'atmosfera della cerimonia era particolarmente gioiosa. E la conclusione venne ulteriormente rallegrata dai discorsi di mia sorella Giusi e dei nostri due testimoni di nozze.
Avevamo scelto le due persone che, oltre a essere nostri consanguinei, per diversi motivi ci avevano visti nascere

in quanto coppia. Simone, mio cugino, che è stato il testimone oculare della nostra storia fin dai suoi inizi. Ed Emanuele, il fratello maggiore, il primo familiare di Andrea a varcare la soglia di casa Sciortino a Bagheria, in occasione dei matrimoni delle mie due sorelle. E che si era integrato perfettamente con la tribù degli Sciortino, suscitando immediatamente la simpatia dell'intera famiglia.

Entrambi, Simone ed Emanuele, tra il serio e il faceto, hanno vivacizzato la cerimonia con aneddoti e ricordi divertenti. Simone ha rievocato le tappe della nostra relazione, rivelando quanto spesso fosse intimorito dalla pressione del dover fare una buona impressione sul cugino acquisito – o meglio sul nuovo *"Cusì"*, diminutivo del termine dialettale per cugino, *"cucinu"*. Come la prima occasione di incontro con Andrea, che si presentò tendendogli la mano. Peccato che Andrea si fosse appena dato sulle mani una crema ammorbidente: il povero Simone si vide costretto a mantenere la presa, nonostante la poco gradevole sensazione di unto... Risate della platea.

Emanuele invece, giocando con la sua aria da intellettuale, ci ha inanellato una serie di aforismi, citazioni, battute d'autore sul matrimonio – premettendo che forse avrebbe fatto meglio a enunciarle *prima* del matrimonio. Frasi del tipo *"dònna bella toeu brutt òmm"*, in milanese – una donna bella sposa un uomo brutto (anche se il mio Bambi è proprio bellino...). O *"Se un uomo apre la portiera dell'auto alla moglie, o è nuova l'auto o è nuova la moglie."*

Risate. Sì, il nostro matrimonio iniziava all'insegna del sorriso.

"Sunny, you smiled at me and really eased the pain"

La brezza marina, nel frattempo, aveva spazzato via le nuvole, e i raggi di un sole quasi estivo hanno salutato la nostra prima uscita da novelli sposi.
Il pomeriggio è stato interamente dedicato al banchetto e alle danze, alle bevute e alle risate, in quella terrazza sul blu che è Villa Porticciolo.
Ma le sorprese di quella magica giornata non erano ancora finite. Al taglio della torta è arrivato il dono del mio sposo per la sua sposa: *Sunny*, la canzone di Bobby Hebb. 1966, un anno più vecchia di Andrea.
La nostra canzone. L'uno tra le braccia dell'altra, abbiamo pianto le nostre prime lacrime di felicità. Stretti in un lento, cantavamo quei versi che sembravano scritti per noi, letteralmente.
"Sunny, you smiled at me and really eased the pain." Ieri la mia vita era piena di pioggia, ma tu mi hai sorriso, e questo ha davvero placato il mio dolore. I giorni tristi sono finiti, ora i giorni sono allegri. Grazie per il mazzo di raggi di sole, per il sorriso sul tuo volto, per farmi conoscere la verità.
Sunny, "solare": una canzone scritta da Bobby Hebb per la morte del fratello maggiore, che è un inno alla speranza. Quella stessa speranza che quel giorno tutti vedevamo risplendere intorno a noi.

Il voto alla Madonna di Montallegro

Avevo scelto molto accuratamente i fiori per il *bouquet*, rigorosamente bianco con qualche nota gialla, in linea con il motivo dominante delle decorazioni della cerimonia.

Avevo anche la chiara intenzione di darlo in pegno a colei che mi aveva assistito in quei giorni tumultuosi.

Poggiai il *bouquet* profumato di peonie e fresie gialle, di alstroemeria e rosa akito, sull'altare della Madonna di Montallegro, il santuario che sovrasta Rapallo e il Tigullio, la mattina del giorno dopo. Un luogo di pace e di silenzio, che rispecchia la calma che Maria mi ha sempre ispirato. Nelle pareti della nicchia del Santuario che accoglie la Madonna di Montallegro, tanti altri ex voto lasciati negli anni dalle persone che, con devozione, si erano rivolti a lei per ringraziarla del bene ricevuto o per ottenere un po' di conforto nelle tenebre che stavano vivendo.

Dal canto mio io potevo solo ringraziare, perché ero ancora in vita e perché ero riuscita a coronare il mio sogno d'amore. Eppure, avevo un'ulteriore preghiera in fondo al cuore. In attesa dei risultati dell'esame istologico dei tessuti coinvolti dall'ultima recidiva, pregavo affinché si risolvesse tutto così, senza ulteriori interventi o altri cicli di chemioterapia. Solo l'idea di dovermi sottoporre nuovamente alle sofferenze fisiche e psicologiche della terapia era devastante.

Così, quando il 3 giugno l'oncologa ci annunciò che l'intera équipe, in caso di isterectomia totale, aveva decretato che bastavano dei controlli periodici per monitorare il mio caso, mi ricordai della promessa che avevo fatto alla Madonna e, usciti dall'Ospedale, non ci pensammo due volte. Il tempo di rientrare a casa, preparare le valigie e partimmo alla volta di Medjugorje.

Andrea e io abbiamo vissuto quel viaggio in auto come un percorso di redenzione, sperando che ognuno di quei 1600 km ci liberasse dalle angosce vissute fino ad allora e preparasse i nostri cuori al tempo nuovo che sarebbe

arrivato.
In quel momento non potevamo saperlo, ma il tempo buono per noi era ancora molto lontano. Ancora una volta, avremmo dovuto ammainare le vele per una nuova tempesta.

Come una farfalla

Mariuccia era uscita dall'Istituto Geriatrico, la residenza in cui l'avevamo portata in gennaio, solo qualche giorno prima del matrimonio, per rientrare a casa con Lele. Dal momento che aveva sofferto molto il distacco da casa, manifestando a più riprese la sua profonda contrarietà per la situazione, tutti noi pensavamo che il ritorno nell'ambiente familiare potesse farle bene, restituendoci la Mariuccia solare e chiacchierona che conoscevamo.
Non andò così, purtroppo. Già da qualche tempo era a tratti assente e depressa, si lamentava del suo malessere generale, diceva che sarebbe stato meglio se fosse morta. Questo in realtà lo diceva già da tempo, si sentiva un peso per la famiglia e per Emanuele, che la assisteva in tutto, dalla toilette al vestirsi, dal mangiare alle incombenze di casa, all'aiutarla con le parole crociate. Mariuccia lo diceva spesso a sua sorella Anna, durante le loro lunghe telefonate: *"Mi spiace per Emanuele, che deve badare a me, con tutte le cose che ha da fare"*.
Eravamo tutti in pena per lei, una preoccupazione incessante che stava sempre lì, in sottofondo, incombendo sulle nostre giornate. Era l'attesa, a metà fra il cosciente e il non detto, dell'inevitabile.
Il 23 luglio, tornando dal lavoro, Emanuele l'aveva trovata particolarmente provata. Durante la notte, lo aveva chiamato più volte, per farsi dare da bere. La

mattina si era fatta accompagnare in bagno, ma non si reggeva in piedi. Si era accasciata a metà strada, Lele ha chiamato subito Luca, il fratello più vicino, l'ambulanza, Andrea. Al pronto soccorso del Fatebenefratelli è iniziata l'attesa – i fratelli se ne sono andati, era inutile rimanere tutti, e Lele è rimasto lì ad aspettare notizie.
Lo hanno mandato a casa dopo qualche ora, avrebbero ricoverato Mariuccia e gli avrebbero fatto sapere.
"Uscendo, sono riuscito a vederla di sfuggita, passando" dice Emanuele. *"Era adagiata su una lettiga, con tubi e flebo, sedata e incosciente. Avrei voluto passare a darle un bacio, una carezza, ma non era possibile. Tanto, mi sono detto, vengo appena mi chiamano, più tardi, stasera, domattina. Fuori, un cielo grigio di nuvole e pioggia."*
Leggera come una farfalla, Mariuccia ci ha lasciati nel silenzio della notte del 25 luglio. Era sabato, la mattina dopo c'era un bel sole.

Dal Diario – 26 luglio 2015

"Oggi una grande tristezza riempie i nostri cuori. Ieri mattina Mariuccia ci ha lasciati, creando un grande vuoto nelle nostre esistenze e disperdendo tutte le nostre energie.
Ci manchi già, cara Mariuccia, e sarà sempre più grande questo buco che lasci nelle nostre vite. Per me sei stata una simpatia immediata, un affetto sempre presente, quasi una amata seconda mamma.
Ci mancheranno le tue attenzioni, i tuoi regali gentili, le tue parole di incoraggiamento, i tuoi articoli di giornale così meticolosamente selezionati per noi, i tuoi oroscopi del buongiorno. Le telefonate di auguri, i tuoi sorrisi, le tue parole crociate.
Seguici da lassù, non ci abbandonare. Continua a essere sempre discretamente presente come solo tu sapevi fare.
Un grande abbraccio, di cuore e con tanta nostalgia."

L'elaborazione del lutto

Quando è morta Mariuccia, Andrea e io eravamo affranti. Abbiamo pianto tutte le nostre lacrime. Quelle che avevamo lasciato indietro, ricacciate a forza giù in gola in quegli ultimi anni. Quelle nuove, di questa improvvisa e amara sofferenza.
Andrea aveva perso la sua adorata mamma – suo padre, Antonio, era morto nel 1989: ora era davvero e del tutto orfano. Ed era piombato in un dolore solitario.
A me era venuta a mancare la persona che mi aveva accolta a braccia aperte nella sua famiglia, come una figlia. Era stata lei il sostegno sicuro su cui mi ero appoggiata in quegli anni, in una città che non era la mia; con il suo amore, mi donava un certo senso di appartenenza a qualcosa di più grande, a qualcuno di importante.
Entrambi avevamo subito una perdita enorme, è vero, ma le nostre lacrime avevano una storia ancora più lunga. Ci siamo resi conto che eravamo rimasti gli ultimi di una dinastia. I Bonati si sarebbero estinti con Andrea e i suoi fratelli. Nessuna ascendenza Bonati dietro, e nessuna discendenza davanti.
Questo pensiero ci avvolgeva in una pesante cappa di sconforto, e cercavamo una luce nell'oscurità in cui eravamo piombati.

E la chiamano estate

L'estate del 2015, Andrea e io abbiamo tirato i remi in barca. Ci lasciavamo vivere, tentando di riprendere un ritmo apparentemente naturale.
Agli occhi del mondo eravamo sereni, uniti nella nostra

capacità di affrontare gli eventi con coraggio e resilienza. Nelle occasioni mondane, eravamo socievoli e cordiali, come siamo sempre stati.

Tra di noi, invece, cercavamo a fatica di ripristinare un equilibrio interrotto, nella calma apparente del non detto che regola gli impegni della quotidianità. Il circolo rassicurante delle azioni ripetitive che riempiono il vuoto del tempo, componendo il progredire della nostra vita di tutti i giorni.

In realtà niente era uguale a prima. Era cambiato tutto, dentro ciascuno di noi, e all'interno della coppia, nel mio corpo, nei nostri corpi e, persino, nella nostra sessualità. Anche perché volevamo un figlio, dei figli, una "famiglia".

Avevo sempre pensato alla coppia come ad un insieme ideale, compatto, in grado di affrontare tutti gli accadimenti, nella buona e nella cattiva sorte. L'unione di due persone che dà vita a qualcosa di più grande, chiamato *famiglia*. Sono cresciuta con questo progetto di vita, educata dal sistema familiare, culturale e religioso in cui vivevo.

Ancora oggi, nella nostra società, le coppie senza figli vengono viste come "strane", "infelici" a prescindere.

Noi volevamo dei figli, lo abbiamo sempre saputo. Ci siamo trovati spesso a fantasticare sui possibili nomi. Io adoravo Tancredi o Manfredi per un maschietto, anche se ad Andrea non piacevano affatto. E quindi avevamo optato per Cesare, che è anche il secondo nome di Andrea. Per una femminuccia invece eravamo indecisi tra Carlotta e Nina, entrambi i femminili dei nostri rispettivi papà, Carlo e Antonio.

Invece dovevamo fare i conti con il fallimento del nostro desiderio, che ha pesato tantissimo nella nostra relazione e nella nostra sessualità.

In principio, gli effetti fisici dell'operazione che avevo subito erano così presenti e dolorosi che era assolutamente impensabile avere un rapporto sessuale completo.

Andrea ed io abbiamo affrontato anche questa situazione con pazienza, eravamo ormai abituati a queste "sospensioni" nella nostra sfera intima.

Di norma, i medici suggerivano di attendere dalle 6 alle 8 settimane prima di riprendere la piena attività sessuale. Quindi non ero affatto preoccupata dall'allontanamento fisico di mio marito. Eravamo esattamente in quel lasso di tempo consigliato, e la preoccupazione era smorzata dall'incalzare degli impegni per la preparazione del matrimonio prima e per la piena ripresa post-operatoria dopo.

In seguito, la morte di Mariuccia aveva provocato in Andrea un disinteresse nei confronti del sesso come delle attività di distrazione. Viveva il suo lutto in solitudine, e il dolore rendeva il suo cuore impenetrabile. Io tentavo di comunicargli il mio amore e la mia comprensione come potevo, ma lo conoscevo abbastanza per frapporre quel giusto grado di separazione tra di noi, così da fargli sentire che io c'ero, che ero lì per lui quando lo avesse desiderato, ma senza opprimerlo.

I silenzi e la distanza tra di noi continuavano a crescere, anche dopo le vacanze estive. I tentativi di un approccio intimo erano diventati sporadici e mi crucciavo molto perché temevo di non essere più desiderabile agli occhi di mio marito. Mi compiangevo moltissimo, in quel periodo, perché non riuscivo a ritrovare la gioia di vivere e mi chiedevo se davvero quel momento così triste nella nostra storia potesse essere superato. Mi sembrava tutto così ingiusto.

L'ansia, il pensiero della morte, l'apatia

Una donna che subisce una isterectomia totale, in piena età fertile, è molto fragile e anche molto sola, perché le è difficile confrontarsi con altre donne, soprattutto coetanee, nel pieno della loro maturità sessuale. Ma è altrettanto critico confrontarsi con il proprio *partner*, che, a sua volta, vive delle trasformazioni nella sfera sessuale che possono compromettere enormemente anche la propria risposta fisica.
Ci sono diverse componenti che intervengono nella psicologia della donna, dopo aver subito il trauma della menopausa chirurgica. Personalmente, ho fatto fatica a riconoscere le emozioni e le sensazioni che mi hanno abitata in quel periodo, piuttosto lungo, ma col tempo sono riuscita a dare loro dei nomi.
Innanzitutto, l'ansia, che per tanto tempo ha compromesso le mie giornate e le mie notti, all'idea che il tumore potesse ritornare per la quarta volta e che tutte le sofferenze patite non fossero finite.
L'angoscia della morte era diventata un pensiero fisso. Mi tornava molto spesso in mente l'immagine del mio funerale, con tanto di dettagli su feretro, chiesa e ghirlande di fiori. Vedevo i volti disperati dei miei genitori e delle mie sorelle, il dolore di Andrea. Mi turbava moltissimo sapere che ci sarebbe stata una foto di me sorridente, solare come sono sempre stata nella vita, a rappresentare una me che non sarebbe più esistita se non nel luogo del mio riposo eterno. Mi figuravo mentre esalavo il mio ultimo respiro, chiedendomi su chi avrei poggiato gli occhi per l'ultima volta, quali

ultime parole avrebbero pronunciato le mie labbra.

Quando abbandonavo questi pensieri lugubri, mi assaliva un'apatia nei confronti della mia esistenza che sentivo essere senza più uno scopo. Mi era letteralmente impossibile immaginare meritevole di essere vissuta una vita che non poteva più metterne al mondo un'altra.

Mi sentivo una nullità, come se tradissi il fine ultimo dell'esistenza, il patto di sopravvivenza dell'umanità, interrompendo la catena biologica che mi aveva portata nel mondo e che sarebbe stato mio compito portare avanti.

Senza figli, senza alternative?

Questa riflessione ha preso corpo via via che mi accorgevo dell'indolenza di Andrea e dell'assenza di vigore nei rari momenti di intimità che ci concedevamo. Quando provavo ad approfondire i motivi della sua impotenza, cercando le parole giuste per comprendere e non ferire, Andrea si chiudeva nei suoi silenzi imbarazzati. Solamente una volta ammise ciò che lo turbava davvero e che per estrema sensibilità nei miei confronti aveva taciuto.

"Amore," mi disse, *"mi dispiace. Da quando so di non potere mettere al mondo nostro figlio, non trovo un senso nel fare l'amore. Il piacere non mi basta più."*

Finalmente quelle parole crude, e quanto mai vere, erano state pronunciate. Se l'assenza di desiderio, in me, era provocata dallo squilibrio ormonale e dalla pena che provavo per me stessa, per il mio corpo di donna mutilato nella sua femminilità, per i progetti di vita tristemente infranti, l'assenza di desiderio sessuale in Andrea era determinata dalla coscienza di non poter mai

stringere fra le braccia suo figlio.
Allora mi feci coraggio e chiesi ad Andrea che ne pensasse dell'idea di adottare un bambino. Non ne avevamo mai parlato ma il pensiero mi tornava spesso in mente.
"Non ci avevo mai pensato. Possiamo provare, se vuoi. Ma promettimi che, se non dovessimo risultare idonei, tu non ci rimarresti troppo male", rispose.
E così cominciai le mie ricerche per capire a chi rivolgersi e quali fossero i vari passaggi per avviare la richiesta.
Leggendo le pagine dedicate all'argomento nel sito della Presidenza del Consiglio, appresi che l'iter era piuttosto lungo, dopo la dichiarazione della disponibilità all'adozione da inviare al Tribunale dei Minori. Lì per lì mi sembrava di avere tutti i requisiti previsti: anni di matrimonio o di convivenza (minimo 3), limiti di età, fascia di reddito, e mi si era acceso un piccolo barlume di speranza. Fino a quando mi lasciò di stucco la richiesta del certificato di buona salute in cui si specificava di dichiarare se si fosse sofferto di patologie oncologiche e se ci si fosse prestati a cure chemioterapiche. Questa cosa mi contrariò molto perché la mia storia di malattia poteva essere un limite per il riconoscimento della nostra idoneità. Se questo punto era ritenuto così vincolante da essere inserito nella domanda di adozione, poteva costituire una barriera all'ingresso, pensai. E mollai il colpo. Non mi andava di affrontare tutto quel processo fatto di colloqui con assistenti sociali, psicologi, sociologi, valutazioni di mille commissioni su ogni aspetto della nostra vita per poi ricevere un NO per i miei problemi di salute.
E così accantonammo l'idea.

Qualche mese più tardi Andrea tornò tutto pensieroso da una serata con degli amici attori. Aveva rivisto una vecchia conoscenza con cui aveva fatto un laboratorio di teatro qualche anno prima. Un omosessuale che assieme al compagno, pur di diventare padre, aveva deciso di ricorrere alla maternità surrogata, trasferendosi all'estero nel periodo della gestazione e cambiando Paese per vivere la sua vita in famiglia.
Quella che fino a quel momento ci era sembrata un'idea assurda, aveva acquisito una nuova luce, era diventata una possibilità.
Magari poteva essere una soluzione anche per noi. Magari potevamo ancora avere un bambino tutto nostro. Magari avremmo trovato una brava donna a cui affidare questo compito. Magari, magari...
Cominciai a fare mille pensieri, mille ragionamenti. In tutto quell'entusiasmo non avevo valutato che io non potevo neanche ovulare. E che non avevamo neanche potuto conservare un ovulo con la crioconservazione, prima di prestarmi alla chemioterapia. Adesso non avevo più un utero e non avevo ovaie. Oltre a una madre surrogata, avremmo dovuto andare alla ricerca di una donatrice di ovuli, perché magari questa non avrebbe avuto nessuna voglia di passare, con l'ovulo, anche il suo patrimonio genetico. Per procedere, avremmo dovuto stravolgere le nostre vite, lasciare il lavoro, allontanarci dall'Italia, dai nostri affetti.
Saremmo stati in grado di affrontare tutto quello che questa scelta comportava? Avremmo avuto abbastanza forza? Ci sembrava troppo, per noi, in quel momento. Non avevamo la forza.
Eravamo come naufraghi, ciascuno prigioniero dell'isola arida del proprio cuore. Mi aggrappavo all'idea che il

fatto stesso che fossimo consapevoli entrambi di quel grande disagio potesse sprigionare un'energia positiva, una potente energia guaritrice. Ancora una volta, il nostro amore poteva diventare un medicamento per la nostra ferita.

Io non so più chi sono

Passavo da uno stato emotivo a un altro, come un pendolo spaesato. Se da una parte mi dicevo di essere paziente e aspettare, sebbene nella frustrazione, che il tempo sanasse le nostre ferite, dall'altro lo sconforto di mettere a repentaglio la mia vita con Andrea mi soffocava.
Io non sapevo più chi ero. Non sapevo più chi e cosa eravamo, Andrea e io, da soli o insieme, dove stavamo andando.
Avevo attraversato troppa strada in quegli anni, zaino in spalla e ottimismo. Ma non ero più io. Non mi appartenevano quei pensieri. Non erano miei quegli occhi tristi. Quei sorrisi smorzati e amari. Avevo bisogno di qualcuno che mi aiutasse a capire cosa mi stesse succedendo e, magari, mi facesse intravedere un barlume di speranza.
Nella nebbia che attanagliava i miei pensieri, avevo piena coscienza che da sola non sarei riuscita a ridare senso alla mia esistenza, e avevo deciso di farmi aiutare da una psicoterapeuta. Ammettere a me stessa di aver bisogno di questo tipo di aiuto è stato il primo passo verso il cambiamento. L'incontro con una psicoterapeuta specializzata negli aspetti psicosomatici delle malattie è stata la mia salvezza.

La via della medicina psicosomatica

"La medicina psicosomatica è quel filone della medicina che guarda al paziente nella sua complessità mente-corpo, identificando delle correlazioni forti tra lo sviluppo del sintomo o della patologia e le sue origini più antiche nella psiche del paziente.
In particolare, la psico-oncologia è quella branca della psicologia che si occupa dei disturbi psicologici delle persone malate di tumore e, avvalendosi di diverse tecniche che lavorano sugli stati emotivi e di pensiero, migliorano la qualità della vita della persona e, al tempo stesso, potenziano il beneficio delle cure." (da *Wikipedia*).
Avevo fatto delle ricerche sul conto di questa dottoressa, prima di metterle in mano la mia vita e il mio cuore, ed ero rimasta molto affascinata dalla varietà delle tematiche di suo interesse. Luisa Merati spazia da una disciplina all'altra, tutte in ambiti molto insoliti per me allora: ipnosi, bioenergetica, *mindfulness*. Tutte queste tecniche hanno l'obiettivo di potenziare le risorse interiori che ogni persona possiede per metterle consapevolmente al servizio della propria guarigione.
Sentivo profondamente che quella fosse la strada giusta da intraprendere e a settembre, qualche giorno prima del mio compleanno, scrissi una lunga *e-mail* alla dottoressa, in cui mi raccontavo e le chiedevo un appuntamento. Non ho alcun dubbio sul fatto che questo fosse il primo grande regalo che mi feci.

Settembre 2015
Gentile Dottoressa, le scrivo durante il viaggio di ritorno da una vacanza salvifica a Stromboli, dopo un periodo negativo dovuto alla seconda recidiva da un tumore che mi attanaglia da 5 anni ormai e conclusosi l'11 maggio scorso, a 19 giorni dal mio matrimonio, con rimozione di utero e ovaio rimasto.

Graziata dalla chemioterapia questa volta, per fortuna, sono consapevole di aver bisogno di un sostegno per prendere coscienza di quanto accaduto e cercare di scardinare i meccanismi che, ahimè, a mia insaputa sembrano cocciutamente ricondurmi ad ammalarmi. Mai avrei infatti immaginato che, a soli 10 mesi dall'ultimo ciclo di quel mix schifoso di carboplatino e taxolo, in un momento così felice di vita di coppia e di rivalsa dalla malattia, pieni di ottimismo per un futuro roseo e con l'idea di rilassarci completamente in viaggio di nozze e impegnarci nel concepimento di un pargoletto, avrei/avremmo il mio Amore ed io potuto rivivere l'incubo.

So di non potercela fare da sola, questa volta ho perso l'intraprendenza che mi ha portato lo scorso anno a cambiare alimentazione, a seguire tecniche di meditazione e yoga, ad optare per un lavoro più consono, tenendo a bada l'ambizione, a rivolgermi ad un omeopata per superare ansia e insonnia. Depongo le armi, o meglio intensifico gli sforzi, non da sola però, non stavolta. Il sacrificio è stato grandissimo, non voglio rischiare altro. Ce la metterò tutta e cerco in Lei un valido supporto.

Ho letto il suo cv e sono rimasta incuriosita dalle tecniche di psico-oncologia che vorrei approfondire con un confronto vis a vis.

Mi farebbe piacere incontrarla di persona quanto prima.

La risposta non tardò ad arrivare e così fissammo il primo appuntamento.

Ero abituata a pensare allo psicologo come a un medico che, da dietro il "lettino", ascoltava annoiato il chiacchiericcio del paziente di turno, magari desideroso soltanto di sdraiarsi distrattamente e sonnecchiare in santa pace.

Dovetti ricredermi quando entrai nello studio della dottoressa Merati. Trovai un ambiente informale, accogliente e familiare. Un piccolo mondo antico, tra mobili d'epoca, lampade vintage e scaffali pieni di libri. Due comode poltrone giallo senape, poste l'una di fronte all'altra, riempivano la stanza.

Come sotto un riflettore, un occhio di bue teatrale, quell'angolo intimo in cui sprofondavamo entrambe, diventava appunto il teatro della mia trasformazione, seduta dopo seduta.

Con lei mi sono sempre sentita libera di poter esprimere i miei pensieri, anche quelli più tenebrosi, senza vergogna o timore di essere giudicata. Una volta a settimana "spazzavo il camino", dando libero sfogo a tutti i miei pensieri. Come il protagonista del bellissimo romanzo di Irvin Yalom, *Le Lacrime di Nietzsche*, che descrive il rapporto terapeutico fra il filosofo tedesco e Joseph Breuer, uno dei padri fondatori della psicanalisi, mi concedevo una pausa di liberazione, raccontando alla dottoressa le mie pene, senza dovermi preoccupare di rassicurare, o peggio di omettere, qualcosa, come mi capitava di dover fare con mia mamma, i miei cari o gli amici.

Per loro ero una "roccia" e, come tale, non potevo mostrare fragilità e crepe. Con la dottoressa Merati mi sono concessa il lusso di uscire allo scoperto, di esprimere la mia voce e di assaporare le mie lacrime.

Il colore dei miei pensieri

Nelle prime sedute abbiamo lavorato molto sul colore dei miei pensieri e sulla possibilità di trasformare in sana e utile una convinzione malsana paralizzante.

È stato uno sforzo enorme per me, che in quel momento vedevo tutto nero. La mia fantasia creativa era come intrappolata in un labirinto oscuro. Mi resi conto che solo cambiando il punto di vista su quanto mi era successo, potevo trovare una via d'uscita.

La psicologa mi aiutava, suggerendomi una modalità diversa di interpretare il mio vissuto e raccomandandomi di trascrivere in più foglietti la riformulazione sana delle mie convinzioni, lasciandone traccia ovunque mi trovassi, perché potessi ripeterli ogni giorno, più volte al giorno.

L'obiettivo di questo lavoro è quello di essere parte attiva e cosciente del proprio flusso di pensieri, osservandoli e trasformandoli in modalità sana per riprogrammare il proprio subconscio.

Sono nate così le mie 7 affermazioni positive, semplicemente ribaltando il presupposto negativo su cui si fondavano le mie convinzioni.

Lo schema delle mie affermazioni

CONVINZIONI MALSANE

1. L'esperienza di maternità mi è stata sempre negata dal destino

2. Il mio corpo ha reagito con il cancro perché io non avessi figli

3. Sono "finita" dal punto di vista genetico

4. I miei geni non possono essere trasmessi

5. Quando morirò nessuno beneficerà di ciò che ho costruito

6. Non ci sarà ricordo di me

7. Ciò che faccio nella mia vita non serve a nulla

CONVINZIONI SANE

1. L'esperienza di maternità è una possibilità anche per me

2. Il disegno di maternità per me si può realizzare diversamente e può anche non realizzarsi

3. Il mio corpo, con l'aiuto della saggezza interiore e con le forze dell'autoguarigione, mi darà altre gioie

4. I miei geni si trasmettono attraverso i miei discendenti indiretti

5. Ciò che ho costruito potrà dare della felicità ad altri

6. Il ricordo di me è imperituro nei cuori di coloro che mi amano

7. Tutto quello che faccio ha un senso, fa parte della vita ed è utile a me e agli altri

In tutta onestà, devo ammettere che non mi è stato subito chiaro che il cambio di paradigma del mio pensiero potesse contribuire così tanto al mio processo di guarigione. Dal punto di vista razionale e positivista, giudicavo un po' troppo *"new age"* questa filosofia

spirituale positiva.
Ma è proprio questo il nocciolo della questione, il paradigma rivoluzionario. Il Dr. Simonton, di cui vi parlerò a breve, fa differenza tra positivo-irrealistico e sano. Non si tratta di trasformare l'affermazione "io sono malata" in un irrealistico "io non sono malata". Semmai, presente a me stessa e alla mia condizione, affermare in modo sano che "Sì, io sono malata e posso guarire".
Decisi quindi di dare fiducia al lavoro che facevo durante le sedute con la psicoterapeuta, e mi impegnai a ripetere le mie affermazioni ogni volta che potevo, durante il giorno e prima di andare a dormire. Le avevo copiate in diversi fogli, che avevo conservato ovunque: in borsa, nel cassetto della mia scrivania, in ufficio, sul comodino, in una pagina del mio diario. Pronti per essere tirati fuori in qualsiasi momento.
Le imparai a memoria e diventarono il mio mantra per mesi.

Il metodo Simonton

Con la dottoressa Merati praticai diversi esercizi del metodo Simonton, ovvero diverse tecniche di auto-aiuto esercitate su pazienti colpiti da tumore, perché prendessero parte attiva nella gestione della malattia, attraverso lo sviluppo di attività che procurassero loro gioia e soddisfazione.
Il dottor Carl Simonton, oncologo specializzato in radioterapia, ha dedicato la sua vita professionale a teorizzare, attraverso lo studio e l'osservazione di numerosi casi clinici, l'importanza dell'equilibrio psico-fisico ed emotivo per avviare un cammino di guarigione.

Il presupposto scientifico è che pensieri ed emozioni influenzino il funzionamento del nostro organismo, proprio a livello cellulare, e questo rafforza o indebolisce il sistema immunitario, il sistema endocrino e il sistema nervoso.

Recenti evidenze nel campo della neurobiologia e della psico-neuro-endocrino-immunologia (PNEI), con particolare riferimento a quelli su placebo e nocebo, cioè il risultato dell'aspettativa di funzionamento di un determinato farmaco – in positivo o in negativo – forniscono un valido sostegno agli studi del dottor Simonton.

Come egli stesso ha sperimentato, infatti, se opportunamente supportati da trattamenti psicoterapici in cui i pazienti venivano guidati nella gestione delle loro convinzioni ed emozioni, i malati di tumore mediamente raddoppiavano la loro aspettativa di vita.

Il presupposto di tale approccio è che il corpo è sano per natura e possiede, dentro e fuori di sé, delle forze che gli consentono di conservare questo stato di sanità. Ci sono tuttavia, nel corso della vita di una persona, molti fattori che influenzano lo stato di salute del corpo. Tra questi hanno un forte impatto lo *stress* e la gestione delle proprie emozioni.

Una delle emozioni più malamente gestite è la rabbia. Fin da bambini siamo stati educati a trattenere le emozioni difficili, come la rabbia e l'aggressività, per esempio, e a volte anche quelle positive, come la gioia e la vivacità, per essere, agli occhi del mondo, bambini "da poter presentare in società", e di cui i genitori non debbano vergognarsi. La rabbia, e più in generale le emozioni represse, diventano un accumulo di tensioni nel corpo, che con il passare del tempo possono dar

luogo a delle malattie.
Il punto focale della teoria del dottor Simonton è quello di riuscire a riconoscere e quindi gestire le emozioni e dedicarsi ad attività piacevoli che producono gioia e benessere.

Le cose che mi fanno stare bene

Un'altra delle proposte della psicoterapeuta, a quel punto, fu di farmi trascrivere il mio "elenco del benessere", ovvero una vera e propria lista delle attività che mi facevano stare bene. Quella richiesta mi colse di sorpresa, perché io per prima mi stupii di quanta fatica facessi nell'identificare azioni piacevoli. Ma l'esercizio fu molto proficuo e così diedi vita alla mia lista.

Cose che mi fanno stare bene

1. Concedermi delle attenzioni

2. Poltrire, distesa sul divano, con Andrea

3. Guardare il mare e fare il morto a galla (questo mi piace da matti!!)

4. Trascorrere del tempo con i miei nipoti

5. Viaggiare, andare alla scoperta di posti nuovi o nascosti con Andrea

6. Regalarmi un massaggio al viso

7. Preparare una cenetta per gli amici

8. Coccolare mia madre

9. Praticare lo Yoga e la meditazione

10. Far ridere chi mi circonda

11. Chiacchierare con le mie sorelle

12. Mettere in ordine

13. Buttare via ciò che non mi piace

14. Fare del bene agli altri

15. Scrivere i miei pensieri

L'elenco potrebbe continuare all'infinito, oggi che sono più preparata e anche più aperta all'ascolto di me stessa e dei miei bisogni. Ad esempio, ho imparato che anche solo soffermarmi a pensare di concedermi una delle "cose che mi fanno stare bene" mi fa già stare "meglio". Sì, perché siamo in grado, tutti noi, di cambiare il nostro umore anche solo portando l'attenzione su qualcosa di piacevole.
Questo avviene perché la mente e il corpo sono interconnessi dalle emozioni. Se sollecito un pensiero positivo, il riflesso fisico è immediato.
Simonton, ad esempio, usava il potere che la mente ha di influenzare il corpo attraverso la visualizzazione creativa. In modo da sostenere l'equilibrio psicofisico e, in caso di malattia, il processo di guarigione e l'efficacia dei trattamenti usati. Allo stesso modo, lavorava sulla

trasformazione delle convinzioni malsane in convinzioni sane, che favoriscono uno stato mentale di forza e serenità. Questo stato di serenità, a sua volta, attraverso il sistema pnei (psico-neuro-endocrino-immunologico), influenza positivamente il sistema immunitario, stimolando le cellule chiamate *natural killer* che individuano e distruggono le cellule tumorali.

E quindi io, oltre alla ripetizione delle mie affermazioni e all'elenco delle attività del benessere, in quel periodo, mi aiutavo con le letture di crescita personale. Sentivo che il mio cammino aveva bisogno di essere nutrito da contenuti convergenti con il mio obiettivo di guarigione.

In modo del tutto naturale, mi avvicinai alla scrittrice e fondatrice del pensiero positivo Luise Hay.

Il suo libro *Puoi Guarire la tua Vita* è stato illuminante, un vero e proprio manifesto su come lo stato positivo della mente, con nuovi schemi di pensiero sani e ottimisti, possa contribuire ad affrontare con fiducia la propria esperienza di vita e raggiungere uno stato appagante di benessere.

CAPITOLO 6

IO SONO

Come sono diventata una bomba a orologeria

Mentre procedevo nel mio percorso interiore di scoperta e conoscenza di me stessa, sentivo dentro di me una ritrovata energia. Sentivo fortissima l'urgenza di non sprecare neanche un attimo della mia vita. Dopo circa 5 anni vissuti a dribblare la malattia, e avere investito in questa gara una buona porzione delle mie energie fisiche e mentali, adesso ogni cellula del mio corpo rivendicava ossigeno a pieni polmoni.
Volevo semplicemente fare cose, viaggiare, vedere gente, muovermi. Insomma, vivere. Mi sentivo una mina vagante, una bomba a orologeria in attesa dell'esplosione.
Ma nel turbinio delle attività che pianificavo, dei viaggi che sognavo di fare, delle gite che organizzavo per i *weekend* e delle serate tra amici che inanellavo una dietro l'altra, mi accorgevo che Andrea, dal canto suo, non mi seguiva più. Direi quasi che recepisse questo mio nuovo

"*ipercinetismo interiore*" con un certo disagio, che potrei descrivere con il termine "insofferenza".
Calendario alla mano, fin dal gennaio del 2016, cerchiavo i sabati e le domeniche interessate, segnando a fianco l'impegno del caso e chiedendo ad Andrea se fosse meglio quello o quell'altro giretto fuori porta. Mi sembrava paradossale litigare per l'organizzazione del viaggio di nozze (sì, proprio quello che non eravamo riusciti a fare) o per l'indecisione, tutta mia, del *weekend* da passare a Murano o a Ferrara. Eppure, era proprio quello che ci stava accadendo.
Ovviamente lui era letteralmente disorientato dalla mia iperattività. Così come non era preparato di fronte a una Mariarita indebolita e allettata, nei giorni successivi agli interventi chirurgici e alle cure, era altrettanto impreparato di fronte alla Mariarita piena di voglia di vivere e di fare. Come se in un certo qual modo gli sembrassi più gestibile, tutto sommato, nella quiete della degenza piuttosto che nella tempesta della ripresa. Andrea si era abituato a un ritmo più pacato, e questo mio cambiamento così repentino creava delle frizioni inopportune.
L'apice del disagio lo toccammo proprio in occasione dell'organizzazione del viaggio di nozze. Tanto ci eravamo trovati concordi, quando dovevamo pianificare il viaggio di nozze "vero", nella scelta della Thailandia e del tour del Nord, per visitare i parchi archeologici e i templi, fare un giro in elefante e su fino al Triangolo d'Oro ai confini di Laos e Birmania, per poi "defaticare" al mare a Koh Phangan; quanto ci siamo ritrovati distanti nelle scelte per la fatidica e provvidenziale luna di miele postuma, dopo l'anno di fatiche che avevamo trascorso.

Ero eccitatissima, come una bambina di fronte alle bolle di sapone. Dal Polo Nord all'Equatore e poi giù fino al Polo Sud, saltellavo di continente in continente, tentando di abbracciare il globo intero con i miei progetti avventurosi, come Phileas Fogg passava da un treno a un piroscafo, dal dorso di un piroscafo a una mongolfiera (lo so, c'era solo nel film…).
Andrea, sulle prime, abbozzava confuso, poi faceva fatica a seguirmi. Anche perché non mi esprimevo in modo compiuto sulle mie scelte. Accennavo qualche parola e poi non trovavo i termini giusti per esprimere ciò che intendevo: quindi aspettavo che lui deducesse cosa stavo pensando, o che completasse la frase. Era tutto un "sai potremmo andare a visitare… come si chiama… quell'isola in mezzo al mare…" riferendomi a un atollo delle Maldive, per poi passare al desiderio di andare a vedere il deserto di notte cavalcando un cammello, salvo passare a sospirare sognante che "anche una crociera in barca a vela non è niente male".

Andrea e l'incontro con la psicoterapeuta

All'ennesimo cambio di destinazione Andrea sbottò: "Basta Bambi, ma cosa ti sta succedendo? Io non ce la faccio più a starti dietro. Tu non sei la donna che ho sposato!"
Lì per lì mi venne da ridere: il nostro non si poteva certo definire un "matrimonio affrettato". Stavamo insieme da 10 anni, convivevamo almeno da 9, e col tempo (e con gli ultimi avvenimenti peraltro) avevamo acquisito quella intimità tipica di chi è abituato a vivere in trincea. Proprio per questo, dire di fronte alla mia gioia e impazienza di vivere di non riuscire più a riconoscermi

mi pareva davvero esagerato. Ma non avevo molta voglia di discutere, quindi gli chiesi di provare a trovare lui una via, un modo per recuperare una dimensione comune, perché il mio ritrovato benessere non provocasse in lui quel disagio.
Come al solito Andrea mi stupì. Tirò fuori qualcosa a cui non avevo pensato e che, sapevo, gli costava davvero una grande fatica.
"Proviamo a incontrare insieme la tua psicoterapeuta, magari. Io ho notato che da quando vai da lei sei proprio cambiata. Sei diventata egoista, vuoi avere sempre ragione tu e non vuoi rinunciare a nulla. Io non so più come prenderti. Ho bisogno di capire."
Wow! Che rivoluzione! Così, tutto d'un fiato, Andrea si era tolto i sassolini dalle scarpe. Ne aveva ingoiati di rospi in silenzio in quei mesi. Ammettere di avere bisogno di capirci qualcosa mi sembrava un gesto di responsabilità magnifico.
Ne parlai con la mia terapeuta, che ci fissò un appuntamento quella stessa settimana.
Lo studio dell'analista, questa volta, accolse una Mariarita impaziente e curiosa, anche un pochino divertita, e un Andrea imperturbabile e rigido. Lei sprofondata nella sua poltrona, lui con le gambe accavallate e le braccia conserte. In questa postura chiusa a riccio, a tratti alzava il braccio e, come se cercasse di immagazzinare le parole della dottoressa, si accarezzava la barba lentamente o, visibilmente a disagio prima di rispondere, sollevava la mano destra per sistemarsi gli occhiali.
E alla domanda di Luisa, la terapeuta, che gli chiedeva le motivazioni che ci avevano spinto a chiedere l'incontro, Andrea rispose imbarazzato. La sua voce, di solito così profonda e controllata, aveva qualche incer-

tezza nell'ammettere le sue difficoltà a capire cosa mi stesse succedendo negli ultimi tempi. Secondo lui ero diventata eccessivamente adrenalinica e faticosa da gestire, a tratti anche dislessica.

La psicoterapeuta, dopo averlo ascoltato esprimere tutto il suo disagio, andando oltre le parole dell'aneddotica degli ultimi mesi, comprese benissimo il suo bisogno profondo di avere delle spiegazioni razionali e plausibili sul perché una donna, fuori dal circolo vizioso della malattia, fosse diventata un vulcano inesauribile di energia. Che lui, peraltro, non sapeva gestire.

Andrea aveva bisogno di rassicurazioni, e la psicologa gliele diede.

In sostanza, spiegò, anche io, come molte altre pazienti con una storia oncologica alle spalle, ero in una fase emotiva particolarmente delicata, frequente dopo un trauma quale quello di una malattia che mette a repentaglio la propria sopravvivenza.

"Di solito," disse la terapeuta, "si assiste a questo genere di reazioni dopo momenti molto acuti di sofferenza e di *stress*, in cui si è terrorizzati dalla paura di morire. Di fronte a situazioni o eventi terribili, disturbanti per la nostra vita quotidiana e per il nostro equilibrio psicofisico, il corpo e la mente mettono in atto delle strategie di protezione."

In seguito, ho approfondito quanto ci aveva detto la psicologa quel giorno, e ho realizzato che queste strategie mirano a 'evitare il crollo'.

Le reazioni a un evento traumatico sono tante e possono spaziare da palpitazioni e tremori a stanchezza alternata a eccitazione, tipiche dei disturbi d'ansia. Altri sintomi psicologici sono difficoltà di concentrazione, insonnia, alterazioni nell'umore, nell'eccitazione e nella reattività. A questi si possono associare la tendenza a evitare pensieri, sensazioni o ricordi legati all'evento traumatico.

Ecco spiegati i miei comportamenti degli ultimi mesi: la mia scossa adrenalinica e la spinta a vivere, viaggiare, uscire, fare e brigare era una reazione vitale, la scoperta di un nuovo mondo. Della quale non ero minimamente consapevole: non avrei mai pensato che i miei comportamenti fossero una reazione rispetto a quanto avevo vissuto.

L'analista ci tranquillizzò, facendoci notare che stavamo già lavorando, insieme, all'elaborazione del mio trauma, e che, attraverso la psicoterapia, potevamo con successo trattare e superare anche questo disturbo da *stress* traumatico. Bisognava avere un po' di pazienza e continuare nel nostro percorso.

Con estrema discrezione, il suggerimento velato era che anche Andrea avrebbe potuto trovare un supporto terapeutico per cercare di elaborare e superare la sua quota di trauma. In fondo avevamo vissuto entrambi quegli anni difficili. Una porzione di ferite le aveva anche il suo cuore. Ma Andrea non era pronto e decise di non proseguire.

L'ACTO - Alleanza Contro il Tumore Ovarico

Per quanto riguarda me, invece, credo di dovere ancora al disordine post traumatico da *stress*, e al mio sforzo di evitare di rivivere i miei traumi, anche l'interruzione di una bellissima avventura intrapresa con altre quattro donne che avevano vissuto, come me in giovane età, l'esperienza del tumore ovarico.

A febbraio del 2018, durante uno degli incontri di *follow-*

up cui mi sottoponevo ogni tre mesi, la mia oncologa Cristina mi parlò di ACTO Onlus, Alleanza Contro il Tumore Ovarico, e mi coinvolse subito nella costituzione della costola regionale lombarda dell'Associazione.

ACTO Italia nasce nel 2010 per opera di Mariaflavia Bideri che, ammalatasi in giovane età di questa patologia allora poco conosciuta, si impegnò nella creazione di una rete tra pazienti, familiari, medici, aziende e strutture sanitarie, che avesse l'obiettivo di promuovere la conoscenza, la prevenzione e la diagnosi tempestiva delle neoplasie ginecologiche. Integrando, nella missione dell'associazione due aspetti essenziali: da un lato si tratta di stimolare la ricerca scientifica, dall'altro di promuovere servizi per il miglioramento della qualità di vita delle pazienti e per la protezione e la tutela dei loro diritti. Per proseguire nella diffusione di questa nobile missione, il comitato direttivo decise di promuovere la costituzione di rami regionali e quell'anno si voleva costituire ACTO Lombardia.

Nonostante fossimo seguite nello stesso ospedale e, abbiamo scoperto poi, ci fossimo ammalate nello stesso periodo, Alessia, Alessia "piccola", Giusi, Cristina e io non ci eravamo mai viste. La "squadra" era stata formata dal Reparto di Oncologia, e la prima volta che ci incontrammo, ci siamo "riconosciute" e ci siamo subito piaciute. Perché tra donne, accomunate da un'esperienza forte come quella di un tumore, si crea immediatamente una forte alleanza.

Ci riunivamo a casa dell'una o dell'altra, scambiavamo idee e cominciavamo a programmare attività per coinvolgere le pazienti del Reparto in momenti di cura di sé o in approfondimenti in merito alla prevenzione, o ancora in iniziative sportive. Fu così che nacquero eventi come lo "Yoga in Corsia", quattro giornate dedicate alla pratica dello yoga in una sala dell'ospedale allestita per l'occasione. O ancora la partecipazione alla Milano Marathon del 2019 con 11 *team* formati da 4 #RunmateforACTO. Una staffetta di solidarietà tra i 44 runner, tutti con tanto di maglietta e pettorina personalizzata, che gareggiavano in nome dell'Associazione. Una gioia immensa il momento del passaggio del testimone, la sfilata a fine gara. Eravamo lì, tutte e cinque, ancora in pista, sorridenti e adrenaliniche come non ci capitava da anni. Momenti che non dimenticherò mai. Gli incontri diventavano sempre più frequenti e io non riuscivo a starci dietro. Mi rendevo tuttavia conto che non era solo una questione di tempo. Il contatto con la malattia era quotidiano e se da una parte mi rendevo conto dell'importanza di ciò che stavo facendo per le altre donne, della testimonianza attiva che potevo dare, dall'altro ero molto turbata e spaventata. Nel corso del tempo, diverse donne delle ACTO regionali si sono ammalate. Alcune non sono riuscite a superare l'ennesima recidiva. Noi cinque ci confrontavamo tra di noi in occasione dei vari controlli, e in attesa degli esiti dell'una o dell'altra stavamo, stavo, sempre in apprensione. Temevo che prima o poi sarebbe successo a una di noi ed era un pensiero che non potevo tollerare. Successe a Giusi. La donna, mamma, moglie, siciliana come me, forte, determinata, sempre sorridente e impegnatissima in Associazione. Una recidiva, dopo tanti anni di controlli, cure e *follow-up*, è arrivata inaspettata e se l'è portata via.

Prendere la decisione di lasciare ACTO è stato terribile. Mi sentivo profondamente in colpa ma nello stesso

tempo avevo bisogno di proteggermi, di tutelarmi. Evidentemente, non ero ancora pronta per questo. Non avevo elaborato a sufficienza il mio trauma. Lentamente, ho preso coscienza del fatto che le immagini, i ricordi della malattia, erano ancora troppo recenti, il terrore delle recidive, troppo presente. Non riuscivo a interagire in un ambito che mi riportava continuamente alla sofferenza e al dolore che avevo provato.
Seppure a malincuore, ho deciso di fare un passo indietro e lasciare l'associazione.
Ho imparato a mie spese che per intraprendere un percorso di volontariato a sostegno di situazioni critiche, patologie rare o malattie neoplastiche, è molto importante superare il rischio di identificazione e di proiezione, in particolare se si è subita quella patologia. Se dal punto di vista razionale la leva che motiva è la volontà di aiutare, dal punto di vista psicologico il rischio di simbiosi è ancora altissimo. E ovviamente pericoloso. E io, in quel momento, non ero pronta.

Una nuova normalità

L'intervento chiarificatore della psicologa era bastato ad Andrea e a me per dare un senso, per alcuni mesi successivi, a quanto ci succedeva. Ogni volta che riuscivamo a dare un senso ai singoli episodi, come per esempio il mio eccesso di energia, in un certo qual modo ci "riorganizzavamo" secondo quel senso. Questo ci ha consentito di riequilibrarci, assestandoci di conseguenza, e di abbracciare quello che arrivava.
Più in generale, per quanto riguarda la mia esperienza personale, ho sempre pensato che acquisire informazioni e prendere coscienza di una determinata situazione

è funzionale a viverla e gestirla al meglio.
Forti di questa "nuova" normalità, abbiamo provato a vivere il nostro quotidiano in modo aperto e senza pregiudizi, in attesa di nuovi cambiamenti. Si potrebbe obiettare che, in questa attesa, ci lasciavamo sfuggire il presente. Mi sento di dire che nella nostra coppia siamo sempre stati "impregnati" di presente. E in questo siamo stati estremamente fortunati. La nostra vita è sempre stata come un fiume che scorre, ora placido e tranquillo, ora agitato da gorghi e mulinelli, alternando anse e curve sinuose a tratti di distesa tranquillità, attraverso montagne, colline e pianure.
Una volta ho letto che la lunghezza reale di un fiume si ottiene approssimativamente moltiplicando per il pi greco (3,14) la distanza lineare dalla sua sorgente alla foce. (Ho controllato, comunque: è uno studio del 1996, pubblicato su *"Science"* del matematico Hans-Henrik Stolum).
Allo stesso modo, possiamo dire che la vita non è tanto il tempo che passa dal suo inizio alla fine, ma ciò che accade nelle sinuosità di questo percorso. E ogni centimetro di fiume è nel suo preciso momento e spazio in cui deve essere. Come noi, siamo sempre stati nel nostro più reale presente in ogni tratto della nostra vita.
Mi sono spesso interrogata su quale sia il segreto per un rapporto di coppia duraturo.
Osservo spessissimo le vite degli altri, soprattutto di coloro che vivono intorno a me, per cercare una risposta. Il *gossip* non mi ha mai affascinata, odio l'idea di entrare nelle esistenze altrui da uno spioncino, fosse pure quello dei *social*. Il mio è un approccio di ricerca attiva, di osservazione diretta.
I *post* sui *social* offrono a volte descrizioni e immagini di

vite patinate, tra effetti di sfondo e filtri vari. Le cromie delle vite sembrano tutte artefatte. L'ossessione della perfezione ci perseguita: la perfezione ostentata ci fa rasserenare con noi stessi e con il mondo. Le storie personali di delusioni, rapporti difficili, violenze fanno da contraltare a questo idillio ostentato, ma anche qui, a volte, c'è il sospetto della "messa in scena".
Meglio l'osservazione diretta, quindi. Cercare di capire, dalle vite e dalle esperienze degli altri, come si fa a raggiungere un rapporto di coppia "perfetto".
Bella domanda. Ma mi sono risposta che la perfezione non esiste. Bella scoperta, vero?
La mia idea è che si debba tentare di costruire con l'altro un rapporto di ascolto e comprensione. Ascolto intimo, che miri a cogliere empaticamente le esigenze e i vissuti dell'altro, i suoi bisogni e le sue emozioni più nascoste. E poi provare a portare tali vissuti nella coppia, parlandone apertamente, e utilizzarli come spunti per la crescita comune.
Penso che la coppia "perfetta" sia quella che intende e vive il rapporto con l'intenzione di un "processo" in continua evoluzione e non come uno "stato" immobile, da fermo immagine.
È evidente che la coppia non può stare bene se il singolo è afflitto da malessere e conflitti interiori. Il benessere della coppia deriva dal benessere del singolo. Il segreto è il lavoro su sé stessi, con l'obiettivo di amarsi e accettarsi per come si è. Solo così uno più uno è molto più di due.
Le spiegazioni della psicoterapeuta avevano lasciato nelle nostre menti una linea tratteggiata che ci avrebbe consentito di orientarci nel nostro futuro. Andrea per il suo e io per il mio – avremmo avuto da lavorare per

trovare l'equilibrio interiore nostro e della nostra coppia.

Una nuova vita lavorativa

Nel settembre del 2017 avevo cambiato un'altra volta azienda e stavo abbracciando il nuovo lavoro con un'abnegazione che, se da una parte era giustificata dalla voglia di dimostrare quanto fossi brava a me stessa e agli altri, dall'altra mi prosciugava completamente, provocandomi un disagio esistenziale molto importante. A questo si aggiungeva lo *stress* provocato dalla menopausa, di cui stavo ancora cercando di prendere le misure.
Andrea invece, dopo le mie ultime vicende di malattia, si era buttato a capofitto nel lavoro. Essendo un commerciale in azienda e, in quanto tale, misurato quotidianamente sulle sue performance di vendita, aveva l'ossessione del fatturato e del margine, sulla base del quale si sarebbe guadagnato la sua pagnotta.
La nostra *routine* si fondava su un veloce caffè mattutino in cui, ancora assonnati, scambiavamo due parole per capire se ci saremmo visti o meno a cena, e la tavola serale in cui, di fronte a una cena veloce, ci raccontavamo i contenuti più rilevanti della giornata, prima di crollare sfiniti sul divano di fronte alla TV e a miriadi di film, puntualmente interrotti.
Mentre passavano i giorni e i mesi, aumentava anche la nostra frustrazione. Il mio lavoro mi portava a passare due o tre giorni a settimana in trasferta. Non ero più padrona del mio tempo e facevo fatica a mantenere gli impegni con ACTO (in cui ero entrata nel febbraio del 2018, qualche mese dopo il mio ingresso in azienda, e

che lasciai a dicembre del 2019), o a programmare una serata romantica con Andrea o un'uscita con gli amici. Facevo persino i miracoli per continuare a vedere la psicologa e continuare le mie sedute con lei.
La frustrazione di Andrea, neanche a dirlo, era legata al fatto che, più aumentavano gli impegni di lavoro, meno tempo poteva dedicare al teatro.
Ormai da anni Andrea coltivava la passione per l'arte teatrale ed era diventato un attore. Il suo era un talento naturale, favorito dal *physique du rôle* e dalla voce calda e profonda – certamente da esercitare perché diventasse un vero e proprio mestiere. Sfortunatamente negli ultimi anni, a causa della mia malattia, aveva dovuto mettere in secondo piano questo suo interesse, per dedicarsi interamente a me.
Adesso che le cose a casa si stavano mettendo meglio, il lavoro diventava sempre più oneroso, assorbendo Andrea a tal punto che stavano cominciando a manifestarsi i primi sintomi fisici dello *stress*, in particolare alcune escoriazioni alla pelle e una frequente insonnia.
La mia insoddisfazione, invece, dipendeva dal fatto che trovavo ingiusto sacrificare così tanto tempo al lavoro fuori casa, che era diventato così totalizzante da essere protagonista di tutti i nostri dialoghi e ragionamenti. Non era più sufficiente il viaggio che programmavamo una volta l'anno per rompere la monotonia di questo tran-tran.
Le nostre due frustrazioni insieme partorivano una frustrazione più grande, che non prendeva corpo, se non quando montava abbastanza da colmare la nostra capacità di sopportazione, sfociando in una lite che aveva l'unico scopo di dare sfogo alle nostre frustrazioni. Inutile aggiungere che spesso, questo sfogo, non

aveva nulla a che vedere con incomprensioni di coppia. Era solo un modo, molto umano, di scaricare verso qualcun altro la rabbia accumulata altrove. Come spesso accade, si porta in casa una emozione maturata altrove, e il *partner* ne diventa il *punching ball* catartico.

Una svolta: il *Training* al Benessere Olistico

Mentre io continuavo il mio percorso psicoterapeutico, che mi dava sollievo nei momenti più difficili, Andrea si era trincerato dietro il suo classico silenzio di chiusura.
Dopo quell'unico incontro comune con la psicoterapeuta, che ci era stato così utile per superare la difficoltà del momento legata alla mia iperattività, Andrea non aveva voluto proseguire con delle sedute singole o di coppia. Erano passati più di due anni da allora e sentivo che avevamo bisogno di un sostegno esterno per rimetterci in bolla.
La vera e propria svolta nelle nostre vite è stato il TaBO, il *Training* al Benessere Olistico.
Me ne aveva parlato una mia collega, Laura, con la quale, giusto una mattina in cui il mio malessere era diventato visibile, avevo scambiato dei pensieri in merito alla mia necessità di trovare un modo, che coinvolgesse anche Andrea, per superare quel momento di crisi. Solo che lo trovavo così impermeabile e pieno di pregiudizi nei confronti degli approcci di crescita personale!
Lo so, è molto comune, nelle mogli, la voglia di coinvolgere a tutti i costi il marito o sforzarsi di cambiarne gli atteggiamenti. Ebbene sì, è capitato anche a me. Negli anni della nostra storia però il mio focus non è mai stato il carattere, per carità! Io amo Andrea, davvero, così com'è.

La mia tentazione è sempre stata quella di fargli abbandonare certe cattive abitudini, che si accentuavano quando il suo malessere raggiungeva livelli elevati. La coperta di Linus di Andrea sono, da sempre, le sigarette e, quando ce n'è l'occasione, l'alcol.
Non si potrebbe definire un alcolista, perché davvero in casa non stappiamo una bottiglia di vino neanche per pasteggiare (anche perché se no ce la scoliamo tutta...). Possiamo stare intere settimane senza toccare un bicchiere. Lui preferisce i superalcolici, io non potrei mai, mi danno troppo alla testa – ma non rinuncio a un paio di bicchieri di rosso di tanto in tanto, fuori a cena o in occasioni speciali.
Il *cocktail* preferito di Andrea è il Negroni (classico da Milanese Imbruttito) e, nei momenti di cortisolo a palla per lo *stress* di una giornata lavorativa da incubo, un paio di bicchieri in solitaria diventano il suo rifugio per annebbiare la mente e alleggerire i pensieri e le pressioni.
Quindi, mi sono ritrovata a confidare a Laura che mi sarebbe piaciuto intraprendere un percorso di coppia, convinta com'ero che solo un momento di crescita comune avrebbe potuto essere davvero efficace. Per combinazione, Laura da un anno aveva cominciato un percorso di benessere olistico con un gruppo di ascolto alternativo capitanato da uno psicoterapeuta piuttosto originale. Gli argomenti affrontati nelle serate di incontro erano tutti focalizzati sul tema della consapevolezza e dell'accoglienza della propria Persona. Perché la premessa principale del TaBO è che il benessere sia un atto di volontà, in cui l'individuo sceglie di stare bene, anziché evitare di stare male.
Laura era entusiasta dello psicoterapeuta perché, a detta sua, era sorprendentemente fuori dagli schemi classici

dell'analista e sembrava calato proprio nel nostro tempo, nelle sue contraddizioni e disagi. Proprio per questo, era riuscito a sistematizzare uno strumento di auto-aiuto-affermazione fondato sull'ascolto di sé stessi.

Quando Laura aggiunse che si trattava di Andrea Sales, un ex giocatore professionista di *basket*, mi si accese la lampadina. Andrea adorava il *basket*, ci aveva anche giocato in passato e tutti i suoi più cari amici sono degli ex giocatori di *basket*. Quindi, il Sales poteva essere la persona adatta per accompagnarci nel nostro percorso di coppia, perché magari Andrea sarebbe stato meno intimorito dall'idea del classico "strizzacervelli" e anche incuriosito dal personaggio e dai suoi pregressi sportivi. Qualche giorno dopo ci sarebbe stata la serata di presentazione del TaBO n° 59 (quindi ce n'erano state almeno altre 58 edizioni!) a Milano. Era il 9 di settembre 2018: quale regalo migliore per i nostri compleanni?

Nonostante una prima resistenza, quando glielo raccontai Andrea si mostrò disponibile a partecipare all'incontro: nessuno dei due sapeva in cosa sarebbe consistito, ma eravamo abbastanza curiosi e desiderosi di trovare una soluzione alla nostra sofferenza interiore.

Quella sera ci ritrovammo in una sala che ospitava una trentina di sedute a platea, tutte occupate da gente che, come noi, si era data l'opportunità di prendere in mano il benessere e, anziché nascondere la testa sotto la sabbia, aveva deciso di intervenire sulla propria vita.

Ci sentimmo subito a nostro agio. Credo perché si respirava nell'aria un'atmosfera di solidarietà. Eravamo tutti lì, nudi nella nostra umanità, accomunati dal desiderio di stare bene.

Ci accolse un omone di oltre due metri di altezza, occhi azzurro mare e acconciatura da scienziato pazzo. La barba incolta nascondeva il viso, lasciando intravedere un sorriso sereno e sornione.

In modo schietto e piuttosto franco, questo psicologo e psicoterapeuta aprì la serata con dei quesiti che lasciarono tutti i presenti piuttosto interdetti. Ci aspettavamo una *lectio magistralis* sul "male di vivere" e il modo per appagare il desiderio vitale, e invece ci trovammo spiazzati.

Cosa significa ascolto? Cos'è, per noi, l'ascolto di noi stessi? Quando ci siamo ascoltati l'ultima volta? Sales esordì con queste domande. Probabilmente nessuno dei presenti riuscì a cogliere appieno il loro significato, se non dopo qualche spiegazione da parte del nostro oratore.

L'ascolto di noi stessi è il più grande gesto di amore che possiamo compiere per noi stessi. Prestare attenzione al nostro sentire, dandogli la rilevanza e la dignità che merita, è il primo passo per accoglierci e amarci incondizionatamente.

Quando mai ci è capitato di essere amati incondizionatamente? Cioè senza alcuna condizione, così, per come si è, e basta?

Si potrebbe pensare che siano i genitori o i familiari prima e il proprio *partner* dopo ad accettarci e amarci senza riserve. In realtà, molto spesso, veniamo amati nella misura in cui ci comportiamo in modo tale da soddisfare le aspettative dell'altro, che sia un genitore o il *partner*.

La parola chiave è *condizione*: l'amore viene dato o ricevuto se ci si attiene a una serie di condizioni, spesso inconsapevoli. Basti pensare a una frase classica rivolta ai bambini, "Comportati bene se no la mamma è triste, il papà non ti vuole più bene."

Del resto, già dalla sua etimologia, dal latino *condicere*, la parola *condizione* presuppone un accordo di qualsiasi natura (trattato politico, contratto commerciale, convenzione privata, ecc.) che una delle parti fa con l'altra e alla cui accettazione è subordinata l'attuazione dell'accordo stesso.
E così, nella nostra vita, sono tantissimi gli accordi, i patti a cui scendiamo, pur di farci apprezzare e amare. Possiamo dire che, nel corso del nostro tempo, della nostra vita, cerchiamo continuamente di compiacere gli altri. Purtroppo, più ci preoccupiamo dell'apprezzamento altrui, meno restiamo fedeli al nostro vero essere. Non riusciamo più a "sentire" noi stessi, e quindi a provare e capire le nostre vere emozioni.
Allenarsi all'ascolto di sé stessi significa quindi aprirsi all'accoglienza incondizionata di sé e del proprio mondo interiore.
Quindi il problema è: come fare a ritrovare sé stessi?
Che bomba! Andrea ed io eravamo rapiti da quel ragionamento e curiosi di saperne di più. Durante quella serata, abbiamo scoperto il *percorso di ascolto consapevole*.
Il primo passo è stato quello di portare, in modo guidato, l'attenzione al proprio respiro. Inspirare ed espirare, ognuno con il proprio ritmo, senza intervenire, semplicemente osservare e sentire l'aria che entra e l'aria che esce. Osservare il percorso che fa, a livello corporeo, l'aria che respiriamo, i canali che tocca, la trasformazione della sua temperatura. Dopo che ci si è sintonizzati sul ritmo del respiro, passare in rassegna tutte le parti del proprio corpo, percependone ogni singolo dettaglio, sensazione, stato. Centimetro dopo centimetro, partendo dall'alluce per arrivare al cuoio capelluto.
Una volta passato in rassegna tutto il corpo, si ripete la

scansione, proprio per soffermarsi in quelle parti che hanno bisogno di maggiore attenzione. Magari a causa di una tensione o di un dolore. Le si osserva, con uno sguardo affettuoso, e si "respira" dentro quelle parti, per portarle ad una distensione.
Poi si richiama alla mente una immagine – qualsiasi scena arrivi è benvenuta, e le si rivolge un sorriso.
È quindi arrivato il momento del "risveglio" del corpo, a partire dai piedi e dalle gambe, con movimenti lenti e circolari. Tanto lenti da sentire i piccoli scatti delle articolazioni. Poi si passa alle mani, ai polsi, si distendono le braccia, si sollevano ad abbracciare qualcosa di noi che non ci piace, su cui siamo critici.
Io ho spesso visualizzato la mia ansia. La si porta al cuore e la si abbraccia, accogliendola amorevolmente.
Infine, si muove la testa, lasciandola ondeggiare a destra, a sinistra, poi con piccoli cerchi si "scioglie" il collo, si inclina la testa in giù e poi in su, rilassando le guance, aprendo leggermente la bocca. Fino a riportare la testa in asse, e, con tre respiri completi, si conclude il momento di ascolto.
Durante l'intero percorso, e dei suoi movimenti, della durata di 10-12 minuti, stando dentro noi stessi, non c'è spazio per il pensiero, per la ruminazione mentale. È uno stare nel presente, e nel corpo. Molti di noi, io stessa per prima, abbiamo avuto sensazioni particolari in alcune parti del corpo. Attivazioni, formicolii. Non essendo abituati a sentire i suoni interiori, o ancora il silenzio esterno, a volte si possono avere reazioni più attivanti, un'accelerazione del battito cardiaco, la chiusura della gola. Nessuna di tali reazioni deve preoccupare. Bisogna accogliere tutto ciò che accade, incondizionatamente. Perché accettando quelle emozioni

e quelle sensazioni, stiamo accogliendo noi stessi, senza giudizio.

Amare sé stessi, accogliere sé stessi è un vero e proprio *training*. Ed è questo allenamento quotidiano, consigliato almeno tre volte al giorno, che porta a vivere uno stato di benessere. O meglio ad attivare un processo di benessere, perché ci vogliono metodo e ripetizione. Anche questo allenamento è una scelta, dettata dalla motivazione a stare bene.

Il potere di cambiare

Negli incontri seguenti, i temi che abbiamo trattato hanno illuminato molte delle aree grigie della nostra coscienza. Ogni qual volta si affrontava un argomento nuovo, il punto di vista che ci veniva presentato aveva il potere di accendere una lampadina nella nostra consapevolezza e aggiungere qualcosa alla nostra crescita personale.

Ma soprattutto abbiamo imparato che siamo noi ad avere in noi stessi il potere di cambiare. Noi possiamo essere attori del nostro cambiamento: quando prendiamo consapevolezza di noi stessi e di ciò che ci è più consono, quando possiamo scegliere e agire.

Uscire dalla *comfort zone* è un atto di volontà, che implica impegno e costanza. In questo, il TaBO è un aiuto essenziale perché ci allena a essere vigili, a stare nella nostra intima dimensione spazio-temporale e a scoprire i significati rilevanti per noi.

Il cambiamento a cui ci apriamo ha spesso degli effetti nel nostro mondo relazionale. Valutare tali effetti dipende moltissimo dai nostri valori e dai significati che attribuiamo a ciascuna presenza nelle nostre vite, che sia

un genitore, un insegnante o il proprio datore di lavoro. Prendere coscienza di sé aumenta l'autostima e quindi riduce il peso dell'influenza altrui. Una grande conquista, se consideriamo che molto spesso viviamo secondo le etichette che ci hanno attaccato addosso.
Ecco cosa è stato ed è il TaBO per me. Una pausa che amplifica il mio tempo. È uno spazio nella mia giornata che mi rigenera. È come una carezza, come un bagno caldo, una preghiera, un mantra. Come un paesaggio mozzafiato, una passeggiata nel verde o una nuotata nel mare cristallino. Mi riconcilia con me stessa e con il mondo e mi ridà un ritmo armonico.
Il raggiungimento e il mantenimento del proprio benessere necessitano di un allenamento continuo. Ecco perché bisogna dedicarvi del tempo. Mi alleno costantemente da più di quattro anni e cerco quei momenti di ascolto sia quando sto bene, sia quando sto meno bene. Il TaBO, questo strumento di autoascolto, è potentissimo e io lo sfrutto appieno. Lo regalerei a piene mani, senza pensarci su, come una bottiglietta d'acqua a un assetato in una giornata di scirocco.
Questo è il mio spazio, questo è lo spazio per me.

Le recenti scoperte delle neuroscienze

Recentemente, le neuroscienze hanno scoperto che questi momenti di ascolto consapevole producono dei cambiamenti strutturali nel cervello. In particolare, la dottoressa Sara Lazar in uno studio del 2005 ha notato un ispessimento delle regioni corticali dell'emisfero destro, che favorisce la concentrazione e la capacità decisionale.
Ci sono circa 100 miliardi di neuroni nel cervello ed ogni

neurone è collegato ad altri attraverso le sinapsi. L'insieme dei vari collegamenti dà vita ai circuiti neuronali. Ogni volta che impariamo qualcosa di nuovo, che sia suonare uno strumento, imparare una lingua o praticare un nuovo sport, si "accendono" nuovi circuiti neuronali che si consolidano man mano che lo si pratica. Lo stesso accade con la meditazione e l'allenamento al benessere. Possiamo dire che il nostro cervello si rigenera in continuazione, ogni volta che gli diamo dei nuovi stimoli.

Questa scoperta è stata una vera rivoluzione per le tradizionali conoscenze scientifiche relative alla morfologia e al funzionamento del nostro cervello: vuol dire che è possibile registrare dei cambiamenti nelle strutture cerebrali in seguito all'esposizione a particolari esperienze, quali ad esempio meditazioni ed esercizi di visualizzazione.

A queste considerazioni si aggiungono anche quelle di uno studio olandese del 2014, sul Metodo Wim Hof, secondo il quale l'ascolto consapevole, la meditazione, associate a tecniche di respirazione, agiscono anche al livello del sistema nervoso simpatico, promuovendo il rilascio di sostanze antinfiammatorie e al tempo stesso riducendo la produzione di sostanze che stimolano i processi infiammatori.

Queste scoperte mi hanno incuriosita moltissimo perché mi hanno resa consapevole di poter supportare il mio percorso di guarigione e di mantenimento dello stato di salute.

L'allenamento alla meditazione, il raggiungimento di uno spazio di silenzio interiore, senza il brusio della mente, del pensiero costante può attenuare lo *stress*, come anche i sintomi di ansia e depressione. Si è osservato che la meditazione, infatti, riduce la produzione di cortisolo, il cosiddetto "ormone dello *stress*", rilasciando al contempo melatonina e serotonina, i due ormoni alleati di uno stato di "calma". Ma può favorire anche il rilascio nel sangue di ossido nitrico, una sostanza che provoca il rilassamento dei vasi sanguigni, aiutando così chi soffre di ipertensione.

Ricerche recenti hanno dimostrato che meditare è più riposante di un sonnellino. L'ho provato anche io, da quando pratico il TaBO anche in pausa pranzo. Mi bastano solamente 15 minuti per riprendere la mia attività lavorativa più riposata.

In uno studio che ha coinvolto un gruppo di studenti universitari, chi aveva meditato aveva ottenuto risultati migliori del 10% rispetto a chi aveva schiacciato un pisolino.

Inoltre, le donne che meditano e praticano Yoga, o altre discipline legate alle filosofie orientali, possono attenuare i sintomi della menopausa quali le vampate di caldo improvviso, i disturbi dell'umore e del sonno, così come i dolori ossei e articolari. Anche questo ho potuto riscontrarlo nella mia esperienza personale: non ho mai sofferto di vampate, né tantomeno di dolori ossei. In aggiunta alla meditazione, anche lo yoga mi consente di mantenere il mio corpo flessibile ed elastico.

Infine, un'ampia ricerca di Davis, dell'Università della California, ha dimostrato come meditare può rallentare il processo di invecchiamento cellulare.

Possibile che solamente "liberando" la mente dal pensiero si riesca anche a "ringiovanire"? Non stiamo certo parlando di eterna giovinezza, ma potrebbe essere un passo importante nella direzione di un miglioramento, e perché no allungamento, dell'età senile.

Quello che avviene a livello biologico è molto affascinante. Un altro effetto della meditazione è quello di migliorare l'attività dell'enzima telomerasi, che riconosce e allunga i telomeri, le sequenze di DNA situate alle estremità dei cromosomi, che hanno la funzione di proteggere queste parti dal deterioramento o dalla fusione con cromosomi confinanti. Se i telomeri, che funzionano un po' da "cronometri cellulari" si "accorciano", riducono la capacità riproduttiva delle cellule, che entrano in una fase di degrado e di invecchiamento. La scoperta della telomerasi si deve alla biologa Elizabeth Blackburn, che nel 2009 ha ricevuto il premio Nobel per la Medicina, con Carol W. Greider e Jack W. Szostak, proprio per i suoi studi sui telomeri. E proprio Blackburn ha scritto pagine importanti sull'importanza della meditazione nella telomerasi.
Tutto questo per dire che il livello genetico e quello psicologico sono interconnessi, e le implicazioni di questa connessione aprono a nuovi scenari, rispetto all'unità mente-corpo. E su questa connessione fondo anche il mio approccio alla guarigione.

L'epigenetica e la Nuova Biologia

Accenno solamente al fatto che diversi biologi in tutto il mondo stanno facendo scoperte di grande valore nel campo dell'epigenetica.
Definita come "lo studio dei tratti cellulari e fisiologici, o dei fattori esterni e ambientali, che attivano e disattivano i nostri geni e, a loro volta, definiscono come le nostre cellule leggono effettivamente quei geni", l'epigenetica (etimologicamente quello che sta "sopra" la "genetica") è una branca della genetica che si occupa dei

cambiamenti fenotipici, ereditabili da una cellula o un organismo, in cui non si osserva una variazione del *genotipo*, ovvero del DNA" (brucelipton.com).

Questo apre nuove frontiere nello studio di quali elementi e fattori possano influenzare l'ambiente cellulare.

Esiste una corrente di pensiero, che si definisce "Nuova Biologia", che afferma il potere della mente, e del pensiero quindi, in questo processo biologico.

Se, attraverso la neuroplasticità, cambio il pensiero, ovvero la percezione del mondo che mi circonda e le credenze che ho sulla mia vita, cambio gli stimoli che, proprio attraverso il pensiero, trasmetto al corpo e che possono influenzare l'ambiente in cui si trovano le cellule.

E se è vero che i miei codici genetici non cambiano, i fattori ambientali influiscono sull'espressività genica. Io non sono più quindi una "vittima" della mia genetica, ma posso attivamente agire per il mio benessere, cambiando l'approccio alla salute.

"Le credenze controllano la biologia"?

A questo proposito, vale la pena tornare sul concetto di "mente". Su questo punto vorrei riprendere il contenuto di un'intervista video al biologo Bruce Lipton, registrata in occasione dell'*Heal Summit* 2021, il primo grande congresso *online* sul tema della salute e della guarigione.

"*Ci sono due menti: la mente conscia, ultima evoluzione del cervello, ovvero la mente cosiddetta creativa, e la mente subconscia, automatica, che registra i comportamenti e risponde seguendo gli schemi a cui è abituata, cioè i "programmi" su cui interpreta la vita e, quindi, agisce.*

Tali schemi comportamentali si apprendono per emulazione nei primi sette anni di vita e risiedono molto in profondità, nel subconscio, appunto. Si tratta di comportamenti automatici, acquisiti da altri, e che governano la nostra vita.

Questo programma è sempre attivo, anche quando la mente conscia continua a pensare e a prestare attenzione su qualcos'altro, perdendo quindi presenza. Cosa che avviene nel 95% del nostro tempo, quotidianamente. Siamo così presi dal brusio mentale che lasciamo ampio spazio al pilota automatico dei nostri pensieri inconsci.

Molto spesso i pensieri della mente inconscia sono negativi, e per di più non nostri."

Autore di *La Biologia delle Credenze* (2007), Lipton racconta che la scienza ha osservato come il momento di massima presenza della mente creativa e conscia sia quello dell'innamoramento.

"Quando siamo innamorati, viviamo così tanto il momento presente e siamo così consapevoli che il pensiero subconscio smette di attivarsi. Siamo pienamente padroni delle nostre azioni e dei nostri pensieri e questo rende tutto magnifico.

Fino a quando ritorniamo nell'agire e nelle cose da fare e si ricomincia a pensare. Così ritorna il pilota automatico e i pensieri e i comportamenti negativi.

Facendo un passo indietro nell'aspetto biologico, vale la pena soffermarsi sul fatto che siamo formati da 50 trilioni di cellule, esseri viventi, ognuna indipendente dall'altra.

Cosa c'entra questo con la malattia e la guarigione? Molto più di quanto possiamo immaginare."

In laboratorio, con un esperimento sulla divisione delle cellule staminali, il dottor Lipton ha scoperto che la composizione chimica della coltura media determinava il destino di tali cellule. Questa scoperta dimostrerebbe che non è il gene ma l'ambiente e la composizione chimica in cui le cellule si trovano a determinarne l'evoluzione.

Quindi, riportando questa scoperta all'essere umano, e considerando che la coltura media in cui vivono i 50 trilioni di cellule che ci compongono è il sangue, si può dire che:

"Cambiando la mia visione del mondo cambio i miei pensieri e cambiando i miei pensieri condiziono la composizione chimica del sangue; quindi, l'ambiente in cui vivono le mie cellule.

È l'esempio di chi è innamorato. Il suo stato di innamoramento fa sì che il cervello rilasci dopamina, l'ormone del piacere, e ossitocina, che ci lega alla fonte del piacere [...].

Allo stesso modo, quando provo paura di fronte a qualcosa che mi spaventa, il mio cervello rilascia agenti infiammatori e ormoni dello stress", aggiunge Lipton.

Agenti e ormoni che impattano negativamente sul sistema immunitario, bloccandolo e compromettendone il funzionamento.

Il motivo di tale blocco è essenzialmente biologico, organizzato per priorità. Se si ha un'infezione e, nello stesso tempo, si ha paura per la propria sopravvivenza, tutte le energie disponibili del corpo sono concentrate nella lotta per la sopravvivenza.

Questo stato impedisce al sistema immunitario di lavorare efficientemente per superare lo stato infiammatorio.

Se cambiasse il pensiero, superando lo stato di paura e la visione negativa di ciò che si sta vivendo, si modificherebbero anche le sostanze chimiche che vengono rilasciate dal nostro cervello; quindi, l'ambiente in cui vivono le nostre cellule e, di conseguenza, la loro sopravvivenza. E il sistema immunitario riprenderebbe la

sua piena efficienza.
Non è straordinario?
Ci ho lavorato molto con la mia psicoterapeuta, come racconto nel capitolo precedente.
È esattamente l'effetto che l'applicazione del Metodo Simonton di trasformazione delle convinzioni malsane in convinzioni sane ha avuto su di me.
Del resto, quante volte abbiamo sentito parlare dell'effetto *placebo* ovvero la fiducia nella somministrazione di un trattamento senza alcuna proprietà terapeutica? Succede spesso nelle sperimentazioni di farmaci. Si tratta di ingenerare la credenza che questo trattamento sia identico a quello di un medicinale reale, creando la speranza, tutta mentale, di guarigione. Lo stato di salute del soggetto può realmente migliorare, se questi ha piena fiducia nel trattamento stesso.
Altrettanto condizionante è il suo opposto, ovvero l'effetto *nocebo*. Può essere il caso delle informazioni negative che vengono date al paziente oncologico, al quale si comunicano prognosi gravi, a volte con una previsione sul numero esatto di mesi di vita rimanenti. Queste informazioni vengono registrate dalla persona, condizionandone il pensiero e la biologia.

Non sono vittima della mia malattia ma sono creatrice della mia salute e del mio benessere

Gran parte delle nostre credenze sono svilenti, e quindi pensare negativo minaccia il nostro stato di salute. Le credenze, sane o malsane che siano, hanno pari potere nelle nostre vite, solo in due direzioni opposte.
È più o meno una scommessa, con il cinquanta per cento di possibilità. Io ho scelto, con fiducia, di avere

un pensiero sano. Non che questo non mi sia quotidianamente difficile, presa dalle più svariate circostanze della vita. Ma essere cosciente che agire per il mio benessere è una mia responsabilità, mi mette nella condizione di poter decidere, ogni giorno, come muovermi e quale meccanismo mentale scardinare.
Cito ancora Lipton.
"Come si crea il cancro si crea anche la salute. Non c'entra la genetica, cui si deve solo l'1% delle cause di cancro. Ma solo come rispondiamo al mondo, ovvero il nostro stile di vita. Il 90% dei problemi cardiovascolari sono una conseguenza dello stress, così come il cancro. Non esistono dei geni del cancro, come rivelato dallo studio sul genoma umano, ma il loro legame allo stress e allo stile di vita. Lo stress non causa la malattia ma ci è legato (American Cancer Society)."
Prima di ascoltare questa intervista anche io ero convinta che potesse esserci qualche elemento genetico in famiglia, dal momento che la malattia aveva colpito sia me che papà e, più di recente, anche mamma.
Mia madre si era sottoposta a un intervento, poco invasivo, di rimozione di un nodulo al seno che, nonostante fosse estremamente maligno, era, per fortuna, molto circoscritto, e non c'è stata necessità di ulteriori terapie.
Mia mamma sta bene oggi, così come papà.
Io invece, già dalla seconda recidiva, ero stata inserita in un programma di ricerca sulla mutazione genetica BRCA, per verificare se io fossi portatrice o meno di quel gene. Anche la neoplasia al seno di mia madre faceva intuire una certa familiarità, per cui il test da parte mia diventava opportuno per favorire, nel caso, una migliore prevenzione da parte delle mie sorelle.
Per questo motivo decisi di sottopormi al test, che

risultò negativo, per nostra fortuna.
Tutti e tre abbiamo affrontato la malattia con lo stesso atteggiamento di accettazione e di fiducia nella guarigione. Ma mentre i miei genitori, magari per la saggezza dovuta alla loro età e alla loro cultura, hanno vissuto questa fiducia con estrema purezza e genuinità, io ho sentito la spinta all'approfondimento della conoscenza di me stessa, del funzionamento del mio corpo e dei miei meccanismi mentali.
Il mio percorso di approfondimento, le mie ricerche e le mie letture, mi inducono a pensare che questa fiducia nelle proprie risorse interiori, nel pensiero e nelle proprie capacità di interpretazione della vita e di autodeterminazione, possa davvero intervenire a livello biologico, trasformando la nostra energia interiore e l'ambiente in cui si organizzano le nostre cellule per la nostra sopravvivenza.
Questo punto è nevralgico nella via per la guarigione.
Nella lotta alla malattia, è fondamentale uscire dal ruolo della vittima, perché quel ruolo non ci aiuta a guarire.
La malattia affrontata dal punto di vista della vittima è affrontata dal nostro "io bambino", che dà la responsabilità della propria guarigione solamente all'altro (medici, trattamenti, chirurgie).
Invece, diventare attivamente parte del processo di guarigione è da adulti, adulti consapevoli che integrano le altre parti di sé stessi perché sentono di avere risorse interiori e conoscenze per prendersi la responsabilità di agire per la propria guarigione.
Questo è un punto fondamentale per me, al quale sono arrivata sia attraverso le letture sul potere dell'autoguarigione sia mediante i seminari di crescita personale cui ho preso parte nel mio percorso di *Counseling*.

La scuola CoMeTe

Man mano che approfondivo le diverse tematiche, anche di portata spirituale oltre che psicologica ed esistenziale, che mi avvicinavano alla mia personale filosofia di benessere, sentivo che tutto ciò in cui mi imbattevo mi apparteneva, come una saggezza antica e prima ignota.
Tutto ciò che leggevo stimolava la mia curiosità e influenzava il mio modo di pensare, riscrivendo, in qualche misura, i miei programmi mentali. E quindi le mie credenze.
Devo però ammettere che sono passata dal "*sapere*" al "*sentire*" frequentando la Scuola di Counseling integrato CoMeTe (Tecniche Corpo, Mente ed Energia).
Ho scelto questa Scuola proprio per l'indirizzo centrato sull'integrazione corpo-mente-energia basata su due principi in cui mi riconosco moltissimo.
Innanzitutto, la concezione olistico/umanistica dell'uomo, visto come unità di corpo, mente e spirito, teso alla ricerca, all'attuazione e all'espressione delle sue potenzialità e della sua unicità. In secondo luogo, il ruolo attivo e responsabile della persona nella gestione della cura di sé (*self-care*), sia in condizioni di buona salute (prevenzione) che nella malattia o disagio.
Devo a questo percorso la mia trasformazione più profonda. Perché ho preso coscienza del fatto che il mio desiderio di conoscenza è sempre rimasto fermo al livello cognitivo, di acquisizione di nozioni e informazioni. Il livello emotivo, in tutto questo tempo e percorso, era rimasto un territorio non del tutto esplorato: infatti, fin da bambina sono stata educata all'autocontrollo. Cresciuta in una famiglia numerosa e, con la mia gemella, primissime figlie e nipoti, siamo dovute

diventare velocemente "grandi" e abbandonare quindi, molto precocemente, i nostri bisogni infantili. Non potevamo permetterci capricci, e dovevamo essere molto accomodanti nei confronti delle sorelline o dei cuginetti più piccoli.

Di conseguenza, crescendo, mi è sempre stato molto difficile esprimere i miei sentimenti. Arriverei a dire – e ricordo ancora la sensazione di imbarazzo e stupore quando lo raccontai alla mia psicoterapeuta – che non avevo idea di quale emozione avessi provato in particolari momenti o determinati episodi.

Avevo un vocabolario emozionale piuttosto striminzito. Non riuscivo a distinguere la rabbia dal disappunto o la tristezza dallo sconforto. Un giorno, quando la mia analista mi chiese cosa provassi in quel momento, le dissi che non provavo niente, e che sentivo il mio cuore chiuso, come di pietra, o meglio di ferro. Non riconoscevo – e per riconoscere bisogna innanzitutto conoscere – ciò che provavo.

Per me è stato un vero fulmine a ciel sereno quando sono entrata per la prima volta in contatto profondo con le mie emozioni. Successe durante il primo seminario alla scuola di *Counseling*, in cui abbiamo lavorato sullo sviluppo delle capacità empatiche e dell'accoglienza incondizionata.

Ricordo che il nostro insegnante ci divise in coppie e il compito (ovvero la consegna) prevedeva che ci si guardasse semplicemente, senza esprimersi a parole, per trasferire all'altro la propria comprensione e accettazione totale.

Ricordo perfettamente lo sguardo e la tenerezza degli occhi della mia *partner*, che si rivolgevano a me con una dolcezza profonda. Quello sguardo luminoso mi tra-

sferiva un amore materno talmente immenso che mi pervase una fortissima emozione.
Cominciai a piangere, in silenzio. Lacrime calde scivolavano sulle mie guance mentre il mio cuore si schiudeva, a poco a poco. Lo sguardo di una sconosciuta, che dedicava a me tutta la sua più profonda attenzione amorevole, aveva avuto il potere di sciogliere qualche centimetro della mia corazza emotiva. In quel momento, mi resi conto che stavo muovendo davvero i miei primi passi nel mio mondo profondo.
È stato come rinascere.
È molto difficile esprimere quello che intendo. Prendere coscienza del fatto che IO SONO un insieme infinito di pensieri, bisogni, desideri, emozioni, e che tutto ciò che provo ha la dignità di esistere e, in quanto tale, è legittimato a essere espresso, mi ha letteralmente trasformata.
Per la prima volta, nella mia vita, incontravo me stessa, questa sconosciuta. Non provavo la minima vergogna nel mostrarmi così vulnerabile e mi abbandonai a questo pianto liberatore.
Ci sono stati altri episodi durante gli incontri di *Counseling* che mi hanno rivelato altre porzioni sconosciute di me stessa.
Ogni volta che entro in contatto con una mia sofferenza interiore mi rendo conto di quanto, solo entrando profondamente in quel dolore, posso provare a rimarginare la ferita e guarire.
Durante un altro esercizio in diade, in occasione di un incontro di Bioenergetica, sono riuscita a contattare la profonda tristezza della Mariarita bambina che desiderava rimanere qualche momento ancora vicina alla sua mamma, la sera, a poltrire sul divano, prima di

raggiungere la nonna a letto.
Non avevo mai realizzato quanto mi facesse male quella rinuncia, quanto mi sentissi "esclusa" dall'intimità del mio nucleo familiare, costretta a dormire con la nonna nel suo appartamento al piano di sotto, fin da quando avevo sei anni. Quanto potesse essere alto il conflitto interiore della bimba che, se da una parte amava tantissimo la nonna e avrebbe fatto di tutto per non deludere le sue aspettative, dall'altro desiderava tantissimo il suo posto legittimo, sul divano con la sua famiglia, assieme alle sue sorelle, alla sua mamma e al suo papà.
Guardavo alla me bambina con una tenerezza infinita quando mi resi conto che la soluzione che aveva trovato per risolvere ingenuamente il suo conflitto era stata quella di scivolare nel sonno, poco prima di scendere dalla nonna, e poi scegliere di fare le scale al buio per continuare nel suo stato onirico. In quel modo, tra il sonno e la veglia, a lei sembrava di non lasciare la casa dei suoi.
Ancora oggi, quando mi trovo a casa a Bagheria, quel rituale fa parte del mio congedo da mia madre, la sera, prima di andare a dormire. Lei, al suo posto sul divano a guardare uno dei suoi programmi televisivi, e io, sdraiata accanto a lei, mi lascio assopire serenamente.
Mi sono chiesta spesso cosa c'entri il mondo delle emozioni con la malattia.
In tutto il mio peregrinare alla ricerca di ciò che può farmi stare bene, ho scoperto che la guarigione è un processo che coinvolge tutte le sfere della persona. Un viaggio interiore per sciogliere i blocchi e le resistenze che, per sopravvivere in questo mondo e sentirmi amata, ho costruito nel tempo.

Ho cominciato il mio viaggio interiore con spirito interrogativo e curiosa apertura alla scoperta. Con l'intenzione di amarmi e accogliermi così come sono.

Ho iniziato la conversazione con il mio corpo, di cui era necessario apprendere il linguaggio, a partire da una malattia. E ho scoperto che, tendendo l'orecchio nell'ascolto più assoluto, riesco a percepire come è proprio il corpo che dà voce al mio vero io, manifestando in vario modo le mie emozioni.

Ho imparato quindi a intendere la malattia come un processo di rivelazione di ciò che accade dentro di me, e a gettare luce su quali emozioni e quali conflitti sto vivendo.

Il processo di guarigione comincia con l'amore nei confronti di noi stessi. Comincia nel momento in cui si guarda alla malattia non come a una punizione o a una maledizione ma come ad uno strumento, uno stimolo per la scoperta dell'amore per sé stessi.

Sono passati sette anni

Mentre scrivo queste ultime righe, sono passati poco più di sette anni dall'ultimo tumore, quello all'ovaio destro, che ha determinato l'isterectomia totale e quindi la mia menopausa, e ormai dodici anni dalla diagnosi di tumore all'ovaio sinistro.

Mentirei se non ammettessi che, nonostante tutto il tempo trascorso, le mie pratiche quotidiane e il lavoro su me stessa, ancora oggi vivo con agitazione le visite mediche e gli esami di controllo che continuo a fare ad intervalli regolari. Ma sapere che posso ritrovare uno stato di calma e auto controllo mi aiuta molto.

Ho appena compiuto 45 anni (ma ho cominciato a

scrivere il libro a 44, per non smentire la tradizione del doppio!) e non sono mai stata così serena come in questo periodo. Andrea ed io stiamo vivendo un momento di grazia. Proprio così, siamo molto grati per ciò che abbiamo e per l'amore che ci unisce da così tanto tempo.

Nell'ultimo anno abbiamo preso una cagnolina color cioccolato, dal musetto tenero e dallo sguardo penetrante, che mi ha catturata immediatamente, già dalla foto che ho ricevuto da chi l'aveva trovata, abbandonata in una scatola di cartone, assieme a due fratellini, alle porte di un campeggio, in Sardegna.

Quando me l'hanno messa in braccio, cucciola di poco meno di due mesi, ho sentito il mio cuore perdere un battito. Compresi immediatamente perché, alla vista della sua prima fotografia, mi percorse un brivido e mi si inumidirono gli occhi. Quel batuffolino dal manto di velluto marrone non si reggeva sulle zampine posteriori. Guardava me e Andrea con i suoi occhioni verdi e nocciola, implorandoci di aiutarla.

Qualche giorno dopo abbiamo scoperto che aveva sviluppato la neospora, una malattia infettiva molto rara che provoca nel cane paralisi e gravi disturbi neurologici.

Da quel giorno ce ne prendiamo cura con pazienza e apertura, come abbiamo imparato a fare nel praticantato della nostra vita, andando oltre i limiti fisici e affrontando le difficoltà che sorgono, momento per momento.

Ho sentito spesso dire che un cane sceglie i propri padroni. Lei ha scelto noi.

L'abbiamo chiamata Nina.

NOTE BIBLIOGRAFICHE
UNA GUIDA TEORICO-PRATICA
AL MIO PERCORSO

Capitolo 1

Nel tempo, sono state tante le letture fatte o i seminari a cui ho preso parte nel mio percorso di crescita personale, in cui ho potuto approfondire le tematiche psicologiche che cito. In particolare, per la tecnica del *"flight or fight"* teorizzata da Walter Bradford Cannon nel 1932, poi ripresa da vari autori e psicologi:

Wikipedia: *Reazione di attacco o fuga*, it.wikipedia.org.

Scuola di *Counseling* Integrato Co.Me.Te - Seminario *Traumi e shock emotivi. La fisiologia del comportamento umano e le qualità fondamentali nella relazione di* counseling. Milano (settembre 2020).

Dana D., *La Teoria Polivagale nella Terapia*, Roma, Giovanni Fioriti Editore (2019).

Dispenza J., *Trasforma la tua mente nella tua alleata*, videocorso, Omsaracom.com (2021).

Rock D., *Your Brain at work: strategies for overcoming distractions, regaining focus, and working smarter all day long*, New York, Harper Collins (2009) - 36, 190.

Per le statistiche in merito al tumore ovarico ho consultato il sito istituzionale dell'associazione ACTO (Alleanza Contro il Tumore Ovarico) - www.acto-italia.org che, dal 2004, si impegna a promuovere la conoscenza delle neoplasie ginecologiche e la prevenzione delle stesse, collegando in un *network* virtuoso medici, pazienti e familiari, strutture pubbliche e private.

Capitolo 2

I benefici della visualizzazione creativa li ho fatti miei dopo averne letto in diversi libri e articoli di Raffaele Morelli, psichiatra, psicoterapeuta, filosofo e saggista, direttore dell'Istituto Riza, gruppo di ricerca che pubblica la rivista Riza Psicosomatica ed altre pubblicazioni specializzate, con lo scopo di "studiare l'uomo come espressione della simultaneità psicofisica riconducendo a questa concezione l'interpretazione della malattia, della sua diagnosi e della sua cura".
Tra le mie letture:

Non siamo nati per soffrire, Milano, Mondadori, (2005).

Le piccole cose che cambiano la vita, Milano, Mondadori, (2006).

Puoi fidarti di te, Milano, Mondadori, (2009).

Con l'approfondimento delle neuroscienze e, soprattutto, delle scoperte sul funzionamento del cervello e della capacità di quest'ultimo di non fare differenza sulle esperienze vissute realmente e quelle invece solo immaginate, per produrre risposte fisiologiche, invece, ho ancora di più cercato di mettere a frutto queste abilità nella mia vita quotidiana. Ho così praticato la tecnica dell'allenamento e della ripetizione per scardinare vecchi meccanismi disfunzionali e inaugurarne di nuovi, funzionali al mio benessere. Non sempre risulta semplice, ovviamente, e a fatica cerco di essere ligia a quanto appreso. Credo sia davvero un lavoro continuo.

Mi sono state molto utili, oltre ai seminari e corsi citati nelle note bibliografiche del Capitolo 1, anche le letture dei libri:

Pentimalli I., *La tua mente può tutto*, Milano, Mondadori, (2019).

Mullis K., *Ballando nudi nel campo della mente*, Milano, Baldini Castoldi (2000).

Capitolo 3

Io e la mia chemioterapia

Per la descrizione delle tipologie di approcci chemioterapici mi sono rifatta al sito della Fondazione Italiana di Ricerca sul Cancro (crf www.airc.it).

La Naturopatia

Per descrivere le massime di Naturopatia che ho fatto mie, ho seguito la voce Naturopatia di *Wikipedia*.

https://it.wikipedia.org/wiki/Naturopatia

Alimentazione

L'alimentazione mi ha sempre affascinata. Per tutte le note relative alla dieta Paleo ho ripreso un articolo di Focus Scienze *La dieta dei Neanderthal* e uno del Gambero Rosso *Ecco la dieta dell'uomo di Neanderthal*.
Per trovare la mia strada verso un'alimentazione che mi mantenesse sana, oltre che seguire i consigli de La Sana Gola, ho letto diversi testi che trattano il tema della dieta quale scelta nutrizionale per mantenere e riacquistare la salute.

Campbell T.C., Campbel T.M., *The China Study*, Macrolibrarsi, (2013).

Campbell T.C., *Vegetale e integrale*, Gruppo Editoriale Macro, (2014).

Berrino F., Fontana L., *La grande via*, Milano, Mondadori, (2017).

De Angelis D., *La dieta Pareto*, Amazon Kindle, (2019).

Capitolo 4

Il riferimento bibliografico più potente è stato il libro della mia vita, le cui pagine sono state esperienza pura da cui ho tratto i massimi insegnamenti.

Capitolo 5

Le letture sugli effetti psicosomatici dei pensieri e delle emozioni mi hanno aiutata a capire di più sul funzionamento del mio organismo e anche di alcuni miei comportamenti automatici. Siamo tutti frutto della nostra storia, e nel presente si possono manifestare effetti fisici di pensieri ed emozioni trattenute e radicate in noi, fin dal nostro passato di bambini.

Il legame del corpo alle emozioni e alle convinzioni, oltre ad essere il principio guida delle tecniche di Simonton, è anche il paradigma dell'Analisi Bioenergetica, un metodo che combina psicoterapia verbale e corporea che sto ancora approfondendo. Tra i libri che ho letto che trattano l'argomento:

Simonton O.C., Matthew-Simonton S., Creighton J.L., *Ritorno alla Salute. Tecniche di auto-aiuto che favoriscono la guarigione*, Giaveno, Edizioni Amrita S.r.l (2005).

Hay L., *Puoi guarire la tua vita*, Coriano di Rimini, Edizioni My Life, (2013).

Lowen A., *Bioenergetica*, Milano, Giacomo Feltrinelli Editore, (2019).

Lowen A., *Il tradimento del corpo*, Roma, Edizioni Mediterranee (1997).

Lowen A., *Il piacere*, Roma, Astrolabio, (1984).

Miller A., *Il dramma del bambino dotato e la ricerca del vero sé*, Torino, Bollati Boringhieri (2007).

Capitolo 6

Si sarà notato quanto mi abbia affascinata l'antica tradizione della meditazione. Sul tema ho letto tantissimo, non solamente i testi che mi accingo a segnalare, ma anche tanti articoli sia *online* che su riviste di "settore" come Riza Psicosomatica. Quanto scrivo è frutto delle conoscenze che ho acquisito. Mentre approfondivo ciò che leggevo, rintracciando le fonti, mi sono imbattuta negli studi della biologa premio Nobel Elisabeth Blackburn, di cui *Wikipedia* dà ottimi riferimenti.

Tra tutti i testi letti, per farsi un'idea del ruolo del pensiero positivo e della meditazione nel mantenimento dello stato di salute, oltre a quanto già indicato alla fine degli altri capitoli, segnalo:

Segal Z.V, Williams J.M.G, Teasdale J.D, *Mindfulness. Al di là del pensiero, attraverso il pensiero*, Torino, Bollati Boringheri, (2014).

Chinmoy S., *Meditation. Man perfection in God satisfaction*, New York, Aum Publications, (1989).

Priore C., *Mindfulness. Scuola di consapevolezza*, formato Kindle, (2016).

Lipton B., *La Biologia delle Credenze. Come il pensiero influenza il DNA e ogni cellula*, Macro Edizioni (2020).

Tolle E., *Il potere di adesso. Una guida all'illuminazione spirituale*, Coriano di Rimini, Edizioni My Life (2013).

Tolle E., *Parole dalla quiete*, Coriano di Rimini, Edizioni My Life (2015).

Cito, inoltre, uno studio olandese secondo il quale l'ascolto consapevole e la meditazione promuovono il rilascio di sostanze antinfiammatorie, irrobustendo il sistema immunitario. È uno studio riferito all'approccio di Wim Hof, chiamato anche *The Iceman* (L'uomo del ghiaccio), un atleta estremo, fuori dal comune che fa di

meditazione, respirazione e freddo, i principi del suo metodo per rinforzare il sistema immunitario e la resistenza fisica a pratiche estreme.
Ho seguito i suoi esercizi di respirazione per diversi mesi e li ho trovati liberatori ed energizzanti.

RINGRAZIAMENTI

Da dove cominciare? Ho avuto molti angeli custodi nella mia vita, presenze essenziali che mi hanno trasmesso amore. Così come sono tante le stelle che compongono la mia costellazione. Maestri e insegnanti che hanno saputo darmi il nutrimento di cui avevo bisogno. Senza i vostri spunti il libro non avrebbe preso forma. Vi ringrazio tutti!
Sono tanti gli amici che cito in queste pagine ma ce ne sono ancora altri che, come fari, hanno vegliato sui miei momenti bui con vicinanza e discrezione. Tutti loro mi hanno incoraggiata tanto nella vita quanto nella scrittura del libro. Infinite grazie, dal profondo del mio cuore, per esservi presi cura di me e non avermi mai fatta sentire sola.
Ringrazio Samya, Elena, Francesca, Chiara, Alessia, Andrea Sales per aver riletto, arricchito e corretto le sezioni del libro dedicate rispettivamente a Yoga, alimentazione naturale, cucina vegana, associazione *Unbreakfast*, associazione ACTO Onlus, TaBO. Il vostro è un doppio contributo, tematico ed editoriale.
Ringrazio profondamente Vincenzo per avermi concesso il privilegio di scrivere del mio caro amico Antonio.
Ringrazio l'amica lettrice del primo capitolo, Maurizia, e

quella dei capitoli successivi, Alessandra. Perché attraverso le loro prime impressioni sono riuscita a valutare la bontà dello stile e l'interesse per il lettore dei temi che affronto.

Ringrazio la mia famiglia, tutta, di origine e allargata, per aver sempre tenuto botta e non avermi mai trasmesso neanche il più remoto dubbio che potessi non farcela.

Un sentito grazie alla mia psicoterapeuta, Luisa Merati, oltre ad essere stata paziente compagna e vigile testimone del mio processo di guarigione, si è dedicata molto alla supervisione di tutte le parti del libro in cui si approfondisce il tema psicologico, con particolare attenzione al Metodo Simonton.

E ancora una commossa gratitudine va a mio cognato Lele, per avermi sostenuta e aver creduto nella possibilità di scrivere questo libro, dedicandomi diligentemente consigli, supervisione e supporto durante tutte la redazione.

Un grazie profondo a te, Andrea, amore della mia vita, per il tuo amorevole e strenuo supporto. E per aver accolto di buon grado l'idea di mettere la nostra storia al servizio del lettore.

Ed infine, una tenera e vibrante riconoscenza va alla mia saggezza interiore. Mi ha tanto illuminata nel cammino della cura così come nella stesura di questa storia. La storia della mia guarigione.

www.ingramcontent.com/pod-product-compliance
Lightning Source LLC
Chambersburg PA
CBHW031146020426
42333CB00013B/525